Julius Loewenstein

GESUNDHEIT

GESUND LEBEN

Alles was Sie über Ernährung, Bewegung und Schlaf wissen müssen um ein glückliches und gesundes Leben zu führen

ISBN: 9781719970785
Imprint: Independently published

2. Auflage

INHALTSVERZEICHNIS

Gesundheit ist nicht alles,
aber ohne Gesundheit ist alles nichts.

Arthur Schopenhauer

Vorwort

Bevor wir in das eigentliche Thema einsteigen, möchte ich Ihnen die Wichtigkeit dieses Buches illustrieren. Einer der wichtigsten Tage ist für jeden Menschen wohl der eigene oder der Geburtstag von Mama, Papa, der besten Freundin, dem besten Freund oder dem Opa. Und was ist unsere Aufgabe? Wir feiern und wir gratulieren.

Haben Sie schonmal selbst eine Geburtstagskarte geschrieben? Oder noch einfacher: Jemandem, sei es ein Familienmitglied oder eine gute Freundin, persönlich oder telefonisch zum Geburtstag gratuliert? Und damit meine ich nicht die Art von Gratulation, die für einen Bekannten oder Arbeitskollegen bestimmt ist und nicht über ein trockenes »Alles Gute« hinausreicht. Sondern ein *persönlicher* Geburtstagsglückwunsch, einer der wirklich aus dem Herzen kommt. Der zeigen soll, dass die Person, der Sie gratulieren, Ihnen wirklich wichtig ist. Was wünschen Sie dieser Person zu allererst?

In erster Linie Gesundheit. In kaum einem Geburtstags*wunsch* fehlt eben jener *Wunsch*, der andere möge ein langes und gesundes Leben führen. Und genau darum geht es in diesem Buch: Gesund leben.

In einer Sache sind sie sich nämlich alle einig: Nichts ist im Leben eines jeden Menschen dermaßen von Bedeutung, als dass es ihm und seinen Engsten, ob es nun Freunde, die Eltern oder die Kinder sind, gesundheitlich gut geht. Es handelt sich um ein biologisches Grundprinzip: Nichts ist für den Menschen so wichtig wie das eigene Überleben und das Überleben des Nachwuchses. Das ist evolutionär verankert und unabänderlich. Menschen sehnen sich nach einem langen und gesunden Leben für sich und Ihre Familie. In allen Teilen der Welt wird es nur wenige geben, die das anders sehen.

Was bedeutet das für Sie, lieber Leser?

Ihre Gesundheit ist Ihr wertvollster Besitz. Um möglichst lange über eine gute Gesundheit zu verfügen, ist es notwendig, diese laufend zu verbessern und ein Leben lang in die Förderung des körperlichen Wohlbefindens zu investieren. Dieses Buch weist Ihnen sinnvolle Strategien auf, die Ihr körperliches und damit einhergehend auch Ihr seelisches Wohlbefinden steigern. Dafür sammelte ich das Wissen der Besten, besprach mich mit erfahrenen Ärzten und Medizinern, Ernährungsberatern und Fitnesstrainern und packte all ihr Wissen in dieses Buch. Dabei war es mir besonders wichtig, diesen Ratgeber möglichst kompakt zu halten, mit allen relevanten Informationen und ohne unnötige Ausschweifungen. Entstanden ist ein, wie ich finde, sehr informatives und praxisnahes Buch, welches Ihnen wichtige Inhalte zum Thema Gesundheit vermittelt und auf den Punkt bringt. Diese Inhalte, Anregungen und Konzepte fundieren auf bewährten Weisheiten und stellen keine waghalsigen Behauptungen auf, um sich neumodischen Trends anzuschließen, die heutzutage sowieso keiner mehr versteht. Falls Sie sich nun auf die Kapitel „Intermittierendes Fasten", „Heilmittel DMSO" und „Low-Carb-Diät" gefreut haben, muss ich Sie leider enttäuschen: Diese und weitere Trends aus dem Gesundheitsbereich, die für einige wenige durchaus gesundheitsfördernd sein können, werden Sie in diesem Buch nicht finden.

Dieser Ratgeber setzt auf einfache Strategien, die jeder sofort in sein Leben übernehmen kann. Es sind Strategien, die Menschen seit Hunderten von Jahren befolgen und die ihnen eine bessere Gesundheit, eine höhere Fitness, und schlichtweg eine gesteigerte Freude am Leben ermöglichen. Gesunde Menschen können das Leben genießen, das steht außer Frage. Doch so wenige beschäftigen sich mit diesem wichtigen, womöglich wichtigsten Bereich ihres Lebens, einige vernachlässigen ihn sogar bewusst und bereuen es am Ende immer, wenn der Körper nicht mehr funktioniert. Zu oft sehe ich Menschen, denen ihre Gesundheit egal ist oder sie „zu wenig Zeit haben", um sich damit zu befassen. Es schmerzt mir im Herzen, wenn ich solchen Menschen begegne. Menschen deren Selbstwertgefühl stark beschädigt ist, und sie ihren Ausweg in Fast Food zu erfüllen suchen. Denen es vielleicht sogar Spaß macht, sich mit Ungesundem voll zustopfen und sich gehen zu lassen, doch tief innerlich daran verzweifeln und sich insgeheim dafür schämen. Viele fürchten sich vor Fettleibigkeit, Krankheiten und vor dem Tod, doch tun nichts, um eine gute Gesundheit zu fördern und ihren Körper so zu pflegen, sodass Krankheiten und Fettleibigkeit vorgebeugt werden und sie ein langes und glückliches Leben führen können.

Stellen Sie sich selbst in 40 Jahren vor. Wird Ihr zukünftiges Ich auch in hohem Alter fit sein? Das Leben in vollen Zügen genießen können? Über eine gute Gesundheit verfügen?

Sie, und nur Sie, haben die Verantwortung darüber, wie es um die Gesundheit Ihres 70-, 80-, 90-oder 100-jährigen Ichs steht. Ihre heutigen Gewohnheiten entscheiden darüber, wie es um Ihr physisches und psychisches Wohlbefinden morgen bestellt sein wird. Alles, was Sie tun, was und wie Sie essen, ob und wie oft Sie sich bewegen, wie lange Sie schlafen und wie Sie mit Stress umgehen, sprich, jede noch so „unbedeutende“ Kleinigkeit, ist entscheidend, wenn Sie sich einer langen Gesundheit erfreuen möchten. Über diese Details werde ich in diesem Buch unterrichten. Welche Faktoren eine Rolle spielen, um sich das körperliche Wohlgefühl zu erarbeiten, das sich die meisten von uns wünschen.

Unsere Gesundheit ist das Ergebnis unserer Gewohnheiten, die diese entweder steigern oder negativ beeinträchtigen. Durch die großen genauso wie durch die kleineren Routinen und Abläufe wird unsere körperliche und seelische Verfassung bestimmt. Dabei geht es um viel mehr als nur um Gesundheit. Es geht um Ihre Ausstrahlung. Nach Innen und nach Außen. Es geht um Energie. Lebensenergie, die Dinge anzupacken und Freude am *Leben* zu haben.

Dieser Ratgeber wird Ihnen Tipps an die Hand geben, welche Gewohnheiten Sie adaptieren können, um sich einer guten Gesundheit zu erfreuen. In diesem Buch stecken sehr viel Arbeit, fundiertes Wissen und zahlreiche kluge Ratschläge, die Ihnen dienen sollen, Ihre Vitalität, Ihre Fitness, Ihre Ausstrahlung, Ihre Entspannung, Ihre Lebensfreude, sagen wir einfachheitshalber alles, was zum Ausbau Ihrer Gesundheit dazu gehört, zu steigern und zu optimieren.

Ich wünsche mir vom Herzen, dass Sie von einigen der Vorschläge, die in diesem Buch erläutert werden, Gebrauch machen können. Dass Sie aus dem Wissen über den förderlichen Umgang mit der menschlichen Gesundheit, das in diesem Ratgeber reichlich vorhanden ist, Kapital schlagen können. Und Sie angeregt werden durch die Strategien, welche hier beschrieben werden, Ihre Gesundheit aufzuwerten. Damit Sie sich dadurch eines langen und glücklichen Lebens erfreuen können.

Damit auch *Sie* gesund Leben.

Ich wünsche Ihnen viel Spaß beim Lesen!

Herzlichst
Ihr Julius C. Loewenstein

Einleitung: Was Sie in diesem Buch erwartet

Bei der menschlichen Gesundheit handelt es sich um ein sehr breites Themengebiet, das man nicht mit wenigen Worten beschreiben kann. Hierbei muss das große Ganze aus vielen verschiedenen Perspektiven beleuchtet werden. Denn es gibt nicht das „Eine Geheimnis" zu einer Steigerung Ihrer Lebensqualität hinsichtlich Ihrer Gesundheit. Und auch Ihr gesundheitlicher Zustand ist nicht auf eine Ursache beschränkt. Vielmehr sind es mehrere Faktoren, die das Endprodukt, unser gesundheitliches Wohlbefinden, definieren.

Es ist wichtig, dass wir uns mit diesen Faktoren auseinandersetzen und sie zumindest kennen. Kriterien, die über unsere Gesundheit, unsere Ausstrahlung und unsere Energie entscheiden. Denn es sind die scheinbar unbedeutenden Kleinigkeiten, unsere alltäglichen Entscheidungen, die wir treffen, welche unmittelbare Auswirkungen haben. Auf unseren Körper als auch auf unseren Geist.

Was erwartet Sie in diesem Buch?

Dieses Buch setzt sich zusammen aus vier verschiedenen Teilen, die Anregungen und Strategien bieten, dem Leben mehr Gesundheit zu schenken: **Bewusste Ernährung, die Heilkraft der Bewegung**, **Besser Schlafen** und **Positive Lebenseinstellung**. Diese vier Gebiete haben größten Einfluss auf unseren Gesundheitszustand, und darum deckt jedes dieser vier großen Gebiete viele kleinere Strategien ab.

So werden Sie im Ernährungsteil dementsprechend verschiedene, zum Teil recht kurze, aber präzise formulierte Kapitel finden, die jeweils einen Tipp zu einer besseren und bewussten Ernährung darlegen und veranschaulichen.

Kapitel Zwei ist der Bewegung gewidmet, hier werden Sie erfahren, welche verschiedenen Formen der Bewegung es gibt und wie Sie mit diesen einfachen Mitteln sofort Ihre Vitalität und Fitness steigern können.

Selbiges gilt für den Bereich, der sich mit einem sehr unterschätzten, aber ebenso bedeutsamen Teil unserer energetischen Ausstrahlung, auseinandersetzt: unserem Schlaf. Im Kapitel über das Schlafen lernen Sie zahlreiche Methoden kennen, die Sie zur Steigerung Ihrer Schlafqualität nutzen können.

Das Endstück dieses Buches bildet die Darstellung von Leitsätzen einer positive Lebenseinstellung, die ungeheuer relevante Stellung einnimmt, wenn Sie ein wirklich entspanntes, glückliches und dementsprechend auch gesundes Leben führen möchten. Geist und Körper sind miteinander im Einklang. Hier werden Sie erfahren, wie Sie anhand einfacher und leicht anwendbarer Grundsätze mehr Lebensglück erlangen und wie Sie zu einem gelasseneren und harmonischeren Menschen werden.

Alle diese Bereiche sind gleichermaßen von Bedeutung, wenn Sie eine gute Gesundheit erzielen möchten. Sie bedingen sich gegenseitig und ergeben das Gesamtbild. Das Gesamtbild einer bewussten und gesunden Lebensweise. Einer Lebensweise, die auf gut durchdachten und gesundheitsfördernden Gewohnheiten basiert. Dieser Ratgeber zeigt Ihnen solche Gewohnheiten auf und hilft Ihnen, sie zu entwickeln und in Ihren Alltag zu integrieren. Denn wie schon erwähnt, steht die Praxisnähe in diesem Buch im Vordergrund. Ich möchte Ihnen keine komplizierten anatomischen und medizinischen Erklärungen liefern. Wenn Sie also ein wissenschaftliches Fachbuch erwarten, halten Sie das falsche Buch in den Händen.

Dieses Buch beinhaltet praktische Anweisungen, die konkret ausformuliert und sofort umsetzbar sind. Hier werden Ihnen einfache, altbewährte Taktiken an die Hand gegeben. Sie erhalten Praxis-Tipps zur Steigerung Ihrer Gesundheit, die ausführlich, aber zugleich präzise erklärt werden. Einige dieser „Regeln" werden Ihnen womöglich bekannt vorkommen. Vielleicht wenden Sie einige bereits an. Über andere Vorschläge, die in diesem Buch vorhanden sind, werden Sie erstaunt sein. Manchmal werden Sie sich über die eine oder andere Idee wundern, die in dem Buch geäußert wird. Eventuell, weil einige so offensichtlich, so selbstverständlich erscheinen oder vielleicht auf den ersten Blick keinen Sinn ergeben. Aber auch wenn Sie denken, dass Sie das eine oder andere bereits kennen: Wiederholungen tun jedem gut. Informationen prägen sich dadurch einfach besser ein. In jedem Fall werden die Anleitungen dieses Buches Ihnen an vielen Stellen die Augen öffnen und Sie motivieren, an einer besseren Gesundheit zu arbeiten.

Sie haben richtig gehört: arbeiten. Das Wissen aus diesem Buch bringt Ihnen rein gar nichts, wenn Sie daraus keine Schlüsse für sich ziehen. Dieser Ratgeber soll Sie dazu animieren, **aktiv** zu werden, aktiv in den Ausbau Ihrer gesundheitlichen Verfassung zu investieren und daran zu *arbeiten*. Alte Muster und Gewohnheiten, die Ihnen nicht guttun, zum Positiven zu *verändern*.

Dieses Buch enthält so viel wertvolles Wissen über ein derart wichtiges Thema. Es wäre eine Verschwendung, wenn Sie es „nur" lesen, aber nicht darüber nachdenken und Ihr Leben in neue, gesundheitsbewusste Bahnen lenken. Dies setzt Entscheidungen voraus, die in Handlungen resultieren - Entscheidungen und Handlungen, für die Sie sich selbst in 20 Jahren dankbar sein werden. Sie werden sich einer guten Gesundheit erfreuen, wenn Sie das Wissen anwenden. Das Wissen, das Sie dazu brauchen, ist in diesem Buch reichlich vorhanden.

Lesen Sie das Buch nicht in einem Zug durch. Lesen Sie es Stück für Stück und arbeiten Sie mit den Empfehlungen. Beschäftigen Sie sich ausführlich mit den Bereichen und den jeweiligen Kapiteln. Denken Sie über diese nach. Leiten Sie daraus Entscheidungen ab - Entscheidungen, die zu Handlungen führen.

Versuchen Sie aber nicht, alle Strategien auf einmal umzusetzen. Vielmehr sollten Sie zuerst eine neue, gesunde Gewohnheit entwickeln, und dann die nächste in Angriff nehmen. Und dann wieder die nächste. Wichtig ist, dass Sie daran glauben, dass es möglich ist, etwas in Ihrem Leben zu ändern. Wenn Ihr Glaube und Ihre Motivation stark genug sind, sich gute Gewohnheiten in Bezug auf Ihre Gesundheit anzueignen, wird sich die notwendige Routine von alleine einstellen. Falls Sie mit einer Strategie nicht einverstanden sein sollten - ignorieren Sie diese ohne schlechtes Gewissen. Dieses Buch erhebt weder Anspruch auf Vollständigkeit noch auf des Weisheit letzten Schluss.

Eines werden Sie feststellen: Dieses Buch unterscheidet sich von anderen „klassischen" Ratgebern und Fachbüchern. Die aktuellen medizinischen Erkenntnisse verschmelzen hier zu motivierenden Empfehlungen, Verantwortung für Ihre Gesundheit zu übernehmen und die Ratschläge umzusetzen. Der Ratgeber **Gesund Leben** zeichnet sich dadurch aus, dass er Ihnen praxisnah, präzise und anschaulich die Strategien zur Steigerung Ihrer Gesundheit erklärt und klare Handlungsanweisungen gibt. Das Buch wird Ihnen helfen, vier wesentliche Bereiche Ihres gesundheitlichen Wohlbefindens auf das nächste Level zu bringen.

Freuen Sie sich auf eine aufschlussreiche Lektüre, die das Wissen enthält, das Sie brauchen, um endlich gesund Leben zu können.

I. Bewusste Ernährung

In diesem Kapitel geht es darum, wie Sie gute Essgewohnheiten entwickeln. Unser Essverhalten ist extrem wichtig für unsere Gesundheit. Die Lebensmittel, die wir unserem Körper zuführen, entscheiden darüber, ob unser biologisches System funktioniert - oder nicht. Hier wird mittels prägnanten Faustregeln erklärt, wie Sie sich richtig ernähren, um eine optimale Gesundheit zu erzielen.

Womit reichern Sie Ihren Körper an? Was nehmen Sie zu sich? In welchem Maße? Wie nehmen Sie Essen auf?

Gesunde Ernährung ist die optimale Ernährung. Eine Ernährungsweise, die dem Organismus das gibt, was er braucht. Eine Ernährungsweise, mit der man dauerhaft gesund bleibt und das Leben in vollen Zügen genießen kann. Diese Ernährungsweise möchte ich Ihnen mittels Grundregeln aufzeigen.

Vielleicht besitzen Sie ein Haustier. Zum Beispiel einen lieben, lebensfrohen Hund, der mit seiner verspielten Art Ihr Gemüt erheitert. Wenn nicht, stellen Sie sich bitte vor, dass Sie diesen Hund haben.

Würden Sie auf die Idee kommen, Ihrem Hund regelmäßig einen fettigen Burger mit Fritten zu servieren? Den er im besten Falle mit einer zuckerhaltigen Cola runterspült? Als Nachschlag bekommt er ein Eis mit einer extra Portion Sahne. Nach wenigen Tagen würden Sie (erstaunt) feststellen, dass von der Lebensfreude des Hundes wenig übrig geblieben ist, kraftlos kriecht er herum und wird dick. Woran das wohl liegen mag... So etwas würden Sie Ihrem Hund doch nicht antun, oder? Gewiss nicht.

Warum tun so viele Menschen genau das aber ihrem eigenen Körper an? Vielleicht nicht jeden Tag. Allerdings bin ich mir ziemlich sicher, dass auch Sie sich hin und wieder etwas „gönnen“ und zum Burger oder zum Bier greifen. Daran ist im Grunde auch nichts Verwerfliches bei. Solange man das Ungesunde in *Maßen* hält.

Unser Körper ist so programmiert, dass wir bei Kalorienbomben gerne mal schwach werden. Ein evolutionäres Grundprinzip liegt dem zugrunde. Unsere Vorfahren lebten nämlich nicht unter den bequemen Bedingungen, die wir in unserer heutigen Zeit gewohnt sind. Sie hatten nicht die Sicherheit, am nächsten Tag etwas zu Essen zu haben. Sie mussten sich jeden Tag aufs Neue ihre Beute, sprich, ihr Essen jagen (oder die Beeren selber aufsammeln, was aber auch nicht immer selbstverständlich war).

Darum aßen unsere Vorfahren so viel wie möglich auf einmal, damit die Energiespeicher lange gefüllt waren. Heute brauchen wir nicht jeden Tag um das Überleben zu kämpfen, denn an fast jeder Ecke steht ein Supermarkt, ein Restaurant oder ein Imbiss, wo stets Nahrung zur Genüge vorhanden ist. Diese Bequemlichkeit ist verführerisch. Man braucht lediglich Geld. Denaturierte Fabriknahrung ist jederzeit und überall verfügbar. An jedem Kiosk, in jedem Supermarkt, an jeder Tankstelle können Sie sich Schokoriegel oder Chips kaufen. Wir greifen automatisch nach den kalorien- und zuckerreichen „Lebens“-Mitteln, weil unser Gehirn diese aus eben genannten evolutionären Urprinzip bevorzugt. Zum anderen sind diese darüber hinaus manchmal günstiger als hochwertige, gesunde Produkte. Selbst ein BigMac ist heutzutage günstiger als ein guter Salat.

Die Art des Essens, viel Energie in möglichst kurzer Zeit aufzunehmen, ist nicht neu. Das ist schon seit Jahrtausenden in unserem Denken verankert. Seitdem Nahrung jedoch auch industriell hergestellt werden kann, erlaubt dieser Umstand großen Unternehmen ganze Menschenmassen mit ungesundem Essen zu versorgen. Denn überlegen Sie einmal. Wenn Sie einen Burger selbst zubereiten müssten, wäre das zeitaufwändiger, als wenn Sie beim McDonald's in Ihrer Nähe vorbeischauen.

Ein großes Problem unserer heutigen (westlichen) Zivilisation ist das übermäßige Essen ungesunder Nahrung, die Millionen von Menschen in Fettleibigkeit, Diabetes, Herz-Kreislauf-Erkrankungen und Krebs führt.

Jeder vierte Deutsche und jeder zweite US-Amerikaner hat Übergewicht. Laut der Deutschen Gesellschaft für Ernährung sind drei von vier deutschen Männern zum Ende ihrer beruflichen Tätigkeit übergewichtig. Darüber hinaus ist deutschlandweit etwa jeder Zehnte Diabetiker. Australische Wissenschaftler stellten zudem fest, dass acht (!) von zehn Menschen, die an Herz-Kreislauf-Erkrankungen leiden und bei einer von drei Personen, bei der Krebs diagnostiziert wird, eine falsche Ernährungsweise (in Kombination) mit Bewegungsmangel die Hauptursache ist.

Länder, die von großen Franchise-Unternehmen, die schnelles Essen anbieten, wie McDonald's, Burger King, Starbucks, Dunkin Donuts oder wie sie alle heißen, noch nicht erfasst wurden, weisen solche Zahlen nicht auf. Jene chronischen Krankheiten innerhalb der Bevölkerung, werden Sie in diesen Ländern in solchem Ausmaß nicht finden.

Dabei spielt es auch keine Rolle, ob die Ernährungsweise einer Kultur von Kohlenhydraten geprägt oder proteinlastig ist. Vor allem die Urvölker der Erde sind diejenigen mit der besten Esskultur weltweit. Inuit aus Grönland ernähren sich hauptsächlich von Robbenspeck. Indianer aus Amerika beziehen ihre Energie aus Mais und Bohnen. Afrikanische Stämme bevorzugen Fleisch und Couscous. Deren Geheimnis? Naturbelassene, unbearbeitete Lebensmittel. Solange Sie keine oder nur sehr wenig Fabriknahrung in sich aufnehmen, können Sie auch ohne künstliche Nahrungsergänzungsmittel oder medizinischen Fortschritt eine sehr gute gesundheitliche Verfassung erreichen.

Andererseits kommen immer mehr neuartige Essens-Trends auf, die ich schon im Vorwort erwähnt habe. Es sind Trends wie „Low-Carb-Diät“, „Vegan“ oder „Intermittierendes Fasten“, die immer mehr an Popularität gewinnen. Doch ist der Hype gerechtfertigt? Verbessert es wirklich unsere Gesundheit, wenn wir bei jedem Produkt penibel darauf achten, ob sich da nicht zu viele böse Kohlenhydrate drin verstecken? Ausschließlich pflanzliche Produkte essen und sonst nichts? Oder wir nur in einem auf die Minute geplanten achtstündigen Zeitfenster Nahrung zu uns nehmen dürfen?

Beim Abnehmen können solche Methoden für Einzelne womöglich hilfreich sein. Aber um gesünder zu leben? Das bezweifle ich. Ernährung darf nicht zu einem Typus von richtig und falsch, schwarz und weiß stilisiert werden. Es gibt nicht die *eine* ideale Ernährungsweise und auch nicht die eine geniale Methode, die Ihnen mehr Gesundheit garantiert. Vielmehr sind es mehrere einfache, grundlegende Leitsätze, die eine bewusste und gesunde Ernährung ergeben. Diese müssen nicht unbedingt unkonventionell sein. Sie sollten erprobt sein und nachweislich die Gesundheit verbessern.

* * *

Der Ernährungsteil dieses Buches konzentriert sich auf zwölf Kapitel, die Ihnen diese Ernährungsgrundsätze allgemeinverständlich aufzeigen. Die Wissenschaft ist mit jenen Weisheiten grundsätzlich einverstanden, die der Volkskultur lange bekannt waren. Hierbei werde ich ganz bewusst die Bedeutung einzelner Nährstoffe in den Hintergrund rücken, denn Nahrung sollte nicht darauf beschränkt werden, wieviel Gramm Kohlenhydrate oder Ballaststoffe sie beinhaltet. Essen ist etwas vielfältiges, es verbindet Freiheit und Verantwortung: Die *Freiheit*, zu wählen, was man in seinen Organismus aufnehmen möchte als auch die *Verantwortung*, auf den eigenen Körper zu hören und diesen vorwiegend mit guten, reichhaltigen Inhalten zu versorgen. Und eine weitere, nicht weniger wichtige Komponente gehört ebenfalls dazu: Der *Genuss*. Was Sie essen, sollte Ihnen Spaß bereiten, Sie mit Glück erfüllen - es muss Ihnen einfach schmecken. Sie müssen sich nicht abmühen, etwas zu essen, was Sie nicht mögen. Essen Sie Nahrung, die Ihnen schmeckt.

Machen Sie Essen zu einem erfreulichen Teil Ihres Lebens. Einem wichtigen Lebensbereich, der das Leben bereichert, indem er Ihnen Freiheit sowie Genuss bietet und Sie gesund Leben lässt.

Essen Sie Natürliches.

Der erste Tipp ist gleichzeitig auch der Wichtigste:

Essen Sie echte Nahrung. Essen Sie Leben.

Damit meine ich vollwertige und natürliche Lebensmittel, die wie der Name schon sagt, aus *Leben* bestehen. Achten Sie darauf, dass Sie möglichst viel Obst und Gemüse essen. Es gibt in der Ernährung nichts, was gesünder ist als Obst und Gemüse. Sie haben ungemeine positive Auswirkungen auf den menschlichen Organismus. Das wissen wir seit unserer Kindheit. Denn zum einen enthalten sie lebenswichtige Vitamine, Ballaststoffe und zahlreiche Mineralstoffe, wie sonst kein Nahrungsmittel. Diese reichhaltigen, natürlichen Nährstoffe, die in Obst und Gemüse enthalten sind, stärken das Immunsystem. Zum anderen weisen sie eine geringe Energiedichte auf, das heißt sie sind kalorienarm. Das ist sehr wichtig. Denn wissenschaftliche Studien haben bestätigt, dass eine geringe Kalorienaufnahme vor Krankheiten aller Art schützt, weil unter anderem Übergewicht - die Hauptursache chronischer Krankheiten - vermieden wird. Ein positiver Nebeneffekt: Beim Abnehmen ist Obst und Gemüse besonders hilfreich. Diese bieten zudem mehr Nährstoffe pro Kalorien.

Etwa ein Viertel Ihrer täglichen Nahrungsaufnahme sollte aus Obst und Gemüse bestehen. Da hilft eine einfache Faustregel: Essen Sie fünfmal am Tag Obst und Gemüse. Am besten sind fünf verschiedene Sorten, verteilt über den Tag. Wählen Sie viele Farben, denn die Natur trennt die Nährstoffe nach Farben. So haben Sie Abwechslung und ernähren sich den ganzen Tag auf eine nachhaltige und gesunde Weise. Hilfreich ist es, wenn Sie eine gewisse Routine entwickeln. Morgens ein Apfel, vor dem Mittagessen Karotten, nach dem Sport eine Banane … Ganz wie es Ihnen passt. Dadurch gewöhnen Sie sich an einen gewissen Ablauf und können nach einiger Zeit Momentum aufbauen. Wenn Sie noch kein besonders großer Fan von Obst und Gemüse sind, werden Sie am Anfang Disziplin brauchen. Doch bereits nach wenigen Tagen, an denen Sie Ihr „Obst und Gemüse"-Programm gewissenhaft und diszipliniert durchgezogen haben, werden Sie es zu einer festen Gewohnheit machen und diese Gewohnheit mit wenig Mühe aufrecht erhalten.

Verabschieden Sie sich von ungesunden Snacks, Keksen und Chips, und ersetzen Sie diese durch nährstoffreiche Früchte. Betrachten Sie es einmal folgendermaßen: Je mehr Obst und Gemüse Sie verzehren, desto seltener werden Sie zu nährstoffarmen, gesundheitsschädigenden Alternativen greifen. Der Umstieg auf eine gesündere Ernährung, die auf reichhaltigen Früchten und Gemüse basiert, ist das beste für Sie, Sie werden umgehend mehr Lebensqualität gewinnen und sich wohler fühlen.

Wenn Sie zu den Menschen gehören, die jetzt denken: »Leichter gesagt als getan«, ist hier eine Liste, die es Ihnen erleichtert, fünfmal am Tag Obst und Gemüse zu essen und diese Regel entsprechend in Ihren Alltag zu integrieren:

1. Haben Sie Ihre Obst- oder Gemüseportion stets griffbereit für den kleinen Hunger. Eine kleine Schüssel mit Früchten und Gemüse am Schreibtisch ist durchaus hilfreich. Tragen Sie einen Apfel oder eine Banane bei sich.

2. Trinken Sie frisch gepresste Säfte. Wenn der Fruchtgehalt bei 100% liegt, können Sie eine ganze Obstportion als flüssige Energiequelle einnehmen.

3. Fangen Sie am besten in der Frühe an, Obst und Gemüse zu sich zu nehmen. Das steigert Ihre Motivation den Rest des

Tages am Ball zu bleiben und macht Lust auf mehr.

4. Kaufen Sie jedes Mal ein Stück Obst oder Gemüse, wenn Sie im Supermarkt sind. Das ist nicht teuer, und außerdem nimmt ein Apfel kaum Platz in Ihrer Einkaufstüte ein.

5. Routine. Das ist wohl die beste Methode, um ausreichend Obst und Gemüse zu essen und damit einhergehend eine gute Grundlage für eine gesunde Ernährung zu bilden. Setzen Sie sich das klare Ziel, die Gewohnheit, fünfmal täglich Obst und Gemüse zu essen und erstellen Sie einen strukturierten Ablauf: Morgens ein Apfel, beim Mittagessen ein Salat, nach der Arbeit eine Orange, am Abend ein Gericht mit viel Gemüse - variieren Sie und seien Sie auch hier kreativ.

6. Sie dürfen experimentieren: Machen Sie einen eigenen leckeren Obstsalat oder Fruchteis. Es gibt so viele schmackhafte Variationen, die Sie aus diesen schmackhaften Lebensmitteln zubereiten können. Der Freiheit sind keine Grenzen gesetzt. Seien Sie ein wenig kreativ und denken Sie sich ein eigenes, außergewöhnliches Rezept aus - oder lassen Sie sich inspirieren, ob in Zeitschriften oder im Internet.

Eine englische Studie belegt, dass Obst und Gemüse glücklich macht. Das British Journal of Health Psychology beauftragte 300 Studenten ein Online-Tagebuch über ihre Stimmung und ihr Essverhalten zu führen. Insbesondere auf die Nahrungsmittel Obst, Gemüse, Kuchen, Chips und Kekse wurde Wert gelegt. Die meisten Menschen würden vermuten, dass Kuchen und Gebäck der Schlüssel zur guten Stimmung ist. Falsch! Es gab einen eindeutigen Zusammenhang zwischen positiven Gefühlen und der Menge an Obst und Gemüse, die täglich verzehrt wurde.

Jedoch sind sich die Forscher uneinig, ob es daran liegt, ob Obst und Gemüse wirklich für eine übermäßige Ausschüttung von Glücksgefühlen sorgen oder wir einfach nur ein gutes Gewissen haben (und uns dementsprechend besser fühlen), wenn wir uns gesund ernähren. Wie dem auch sei - gönnen Sie sich mehr Obst und Gemüse und Sie werden merken, dass Ihre Lebensfreude wie von alleine ansteigt.

***

Kurzum, Obst und Gemüse haben ausschließlich Vorteile und positive Auswirkungen auf Ihre Gesundheit. Vorausgesetzt, Sie übertreiben es nicht, denn eine ausschließliche Ernährung von Obst und Gemüse ist nicht ausreichend. Essen Sie soviel davon, wie es Ihrem Körper am wohlsten bekommt. Experimentieren Sie ein bisschen, denn Sie erinnern sich - Sie haben die Freiheit, Ihre Ernährung so zu gestalten, wie es Ihnen am besten passt und wie Sie sich am besten fühlen. Nichtsdestotrotz rate ich Ihnen von Herzen, fünfmal täglich Obst und Gemüse zu sich zu nehmen. Es wird Ihre Lebensqualität signifikant erhöhen und Ihre Gesundheit wird nachhaltig davon Nutzen tragen.

Trinken Sie viel (Wasser).

Noch wichtiger als gutes Essen ist für unseren Körper viel trinken. Damit ist nicht Alkohol gemeint. Und auch keine Softdrinks. Viel trinken bedeutet viel *Wasser* trinken. Ohne Essen überleben wir einen Monat - ohne Wasser höchstens 48 Stunden. Unser Körper braucht mindestens zwei Liter Flüssigkeit pro Tag. Wasser ist das beste für unseren Organismus, schließlich bestehen wir zu 70% daraus. Es ist frei von Kalorien und sorgt dafür, dass unser Körper richtig funktionieren kann. Kreislauf, Stoffwechsel und sogar die Atmung brauchen dieses lebensnotwendige Elixier, um optimal zu arbeiten. Ganz im Gegenteil zu Cola, Kaffee, Alkohol und Zuckergetränken, die unserem Kreislauf Flüssigkeit entziehen und die ganzen inneren Prozesse in unserem Körper verlangsamen. Wasser hingegen vitalisiert und aktiviert unseren gesamten Organismus. Der Geist arbeitet besser, der Körper ebenfalls, wenn ihm genügend Wasser zugeführt wird.

Insbesondere beim Abnehmen wirkt Wasser Wunder. Nebenbei hat eine hohe tägliche Wasseraufnahme für den Körper zahlreiche positive Effekte, die allesamt wissenschaftlich belegt sind. Nur um ein paar zu nennen: straffe Haut, kräftige Haare und Knochen, Entgiftung, Anregung der Verdauung, höhere Konzentration und Leistungsfähigkeit und viele mehr.

Ausreichend Wasser zu trinken ist notwendig, um zu überleben. Darüber hinaus fördert es die Gesundheit, wenn man viel Wasser trinkt. Übertreiben Sie es aber nicht. Zu viel des Guten führt nicht zum gewünschten Ergebnis. Alles über vier Liter am Tag ist grundsätzlich keine kluge Entscheidung (es sei denn, Sie wiegen mehr als 150 Kilo).

***

Achten Sie darauf, täglich nicht weniger als zwei Liter Wasser zu sich zu nehmen. Auch hier kann es sinnvoll sein, eine Routine einzuführen. Ein Glas Wasser nach dem Aufstehen, vor dem Sport, nach der Arbeit, bevor Sie essen… Am besten sind zehn Gläser Wasser über den Tag verteilt. Es gibt Menschen, die machen den Fehler und kippen morgens krampfhaft zwei Liter Wasser runter, mit der Begründung, „die Wasserspeicher für den Tag zu füllen". So funktioniert das aber nicht. Es schadet dem Körper eher, als dass es ihm nützt. Wir sind keine Kamele. Vielmehr braucht unser Organismus regelmäßig ein Glas Wasser, um optimal zu arbeiten. Alternativ können Sie zur Abwechslung auch eine Tasse Tee trinken. Ebenfalls äußerst gesund.

Machen Sie es zu einer Gewohnheit, genug Wasser zu trinken. Versorgen Sie Ihren Körper damit ausreichend, und Sie werden feststellen, wie Ihre Vitalität erheblich ansteigen wird.

Warum Sie Zucker meiden sollten.

Es ist allgemein bekannt, dass *übermäßiger* Zuckerkonsum, der heutzutage sehr verbreitet ist, der Gesundheit schadet. Die Betonung liegt auf übermäßig.

Ein wenig Zucker ist hingegen gut und sogar überlebensnotwendig. Zucker liefert Energie und ist darum zu einem gewissen Grad essenziell für unseren Körper, besonders wenn wir uns körperlich oder geistig anstrengen. Das durchgängige Naschen ist darunter nicht zu verstehen. Schokolade und Gummibärchen sind die besten Freunde vieler Menschen heutzutage. Süßigkeiten sind beliebt und das wird sich so schnell nicht ändern.

Vielen ist es egal, dass Zucker zahlreiche negative Auswirkungen auf den Körper hat. Die allermeisten von uns können den süßen Versuchungen nicht widerstehen. Kurzfristig lösen zuckerreiche Produkte nämlich Glücksgefühle aus. Auf lange Sicht jedoch macht Zucker müde, antriebslos, schlaff, depressiv, dick und krank. Es ist in der Bevölkerung kaum bekannt, dass eine Ernährung, die übermäßigen Zuckerkonsum beinhaltet, die Ursache für die genannten Symptome und viele Krankheiten ist. Diabetes ist eine solche Krankheit. Übergewicht eine unmittelbare Folge. Blut- und Kreislaufprobleme unerwünschte Konsequenzen.

Zucker ist, wie schon zuvor beschrieben, allerdings sehr wichtig für unseren Organismus. Es gibt einen Unterschied, zwischen Haushalts- sowie Chemiezucker (Süßstoff) und natürlichem Zucker. Der Haushalts- und Chemiezucker respektive Industriezucker, den ich einfachheitshalber als künstlichen Zucker zusammenfasse, ist schädlich und hochgradig ungesund. Natürlicher Zucker - Fruchtzucker sowie Traubenzucker - hingegen, der in Früchten, Gemüse und vollwertigen Lebensmitteln vorhanden ist, lebensnotwendig und darum auch gesund.

Ob künstlich oder natürlich - erst der übermäßige Zuckerkonsum ist gesundheitsschädlich. Dabei sollte man aber den natürlichen Zucker dem industriell hergestellten vorziehen.

Warum greifen jedoch alle zum künstlichen Industriezucker, wenn dieser erwiesenermaßen schlecht für unsere Gesundheit ist?

Einerseits natürlich weil Schokolade, Gummibärchen und andere Süßigkeiten glücklich machen. Wer kennt es nicht: Unmittelbar nach dem Genuss von Zucker überkommt uns ein Gefühl der Leichtigkeit und Wohlbehagen und die Konzentration steigt. Für eine kurze Zeit fühlen wir uns stark, leistungsfähig und vor allem eines - zufrieden.

Auch spielt die Verfügbarkeit hier eine Rolle. Ist Ihnen schon einmal aufgefallen, dass sich immer unmittelbar bei der Kasse die Süßigkeiten befinden, ob im Supermarkt, an der Tankstelle oder am Kiosk? Das hat einen plumpen Grund. Der Käufer wird am Ende seines Einkaufs verführt, noch was kleines Süßes zu holen.

Vorsicht ist geboten, wenn Süßigkeiten als „Treibstoff" gebraucht werden für Arbeiten, Prüfungen, grundsätzlich Phasen, in denen es auf Konzentration und Leistung ankommt. Die Konzentration steigt, die Stimmung besser und Nervosität schwindet. Zucker wird fälschlicherweise zu etwas Gutem, zu „gesundem Doping" stilisiert, dass die Energie und Leistungsfähigkeit erhöht. Zwangsläufig kann das dazu führen, dass man sich ohne den Zuckerkick nicht mehr auf natürliche Weise konzentrieren kann.

Der langfristige Preis für eine kurzfristige Belohnung ist zu hoch. Wir bezahlen mit unserer Gesundheit, wenn wir unsinnig große Mengen an Industriezucker aufnehmen.

Süße Nahrungsmittel wie Schokolade und Eis sollten eine Ausnahme in Ihrem Essverhalten sein, keine Regelmäßigkeit, die Sie fünfmal am Tag einnehmen. Sich hin und wieder etwas kleines zu gönnen ist völlig in Ordnung und sogar richtig. Doch belassen Sie es beim hin und wieder. Ich erinnere Sie gerne nochmals an die englische Studie. Obst und Gemüse machen Sie weitaus glücklicher als Kekse und Kuchen. Auch ist Ihre Leistungsfähigkeit wesentlich nachhaltiger und dauert länger an, wenn Sie statt einer billigen Süßigkeit einen leckeren Apfel essen.

***

Deswegen: Verzichten Sie weitestgehend auf zuckerreiche Süßigkeiten. Widerstehen Sie Ihrer Versuchung und entscheiden Sie sich bewusst für eine Frucht, die Ihnen wohl bekommt. Prüfen Sie beim nächsten Einkauf, wenn Sie sich doch Süßwaren erlauben wollen, wieviel Zucker das Lebensmittel enthält. Wenn Zucker zu den drei Hauptzutaten zählt, sollten Sie besser die Finger davon lassen.

Hüten Sie sich vor unbekannten Zutaten!

Dextrose, Ammoniumcarbonate, Säureregulator E331, Xanthan, Calciumpropionat. Wissen Sie, was das ist? Haben Sie diese Zutaten in Ihrem Kühlschrank? Ich jedenfalls nicht.

Hierbei handelt es sich um chemische Substanzen, die inzwischen in vielen Lebensmitteln vorhanden sind, weitaus mehr, als Sie sich vorstellen können. Ist es nicht befremdlich, dass wir anderen erlauben, Zutaten in unser Essen zu tun, die wir nicht einmal kennen? Deren Zweck uns nicht einmal bekannt ist?

Bei den meisten dieser Zusatzstoffe handelt es sich um Aromen, Farb- oder Konservierungsstoffe, die den Geschmack intensivieren, das Produkt attraktiver aussehen lassen und länger haltbar machen sollen. Bislang gibt es keine handfesten Anhaltspunkte, dass diese Zusatzstoffe gefährlich sind für den Menschen. Ob diese Zusatzstoffe nun Ihrer Gesundheit schaden oder nicht - meiden Sie diese dennoch so weit es geht. Der Mensch ist diesen nicht vertraut und biologisch nicht darauf eingestellt, als Essen getarnte Chemie zu sich zu nehmen. Der menschliche Körper ist ein hochgradig sensibles System. Substanzen, die ihm nicht bekannt sind, können leicht das Gleichgewicht stören.

Allein die Vorstellung, dass viele dieser Stoffe im Labor hergestellt werden, wo die Entwickler Chirurgenhauben tragen, müsste Ihnen den Appetit verderben.

Die Lebensmittel heutzutage sind deshalb so bearbeitet, damit wir mehr von ihnen kaufen. Sie sind leckerer, kalorienreicher, süßer, salziger. Wir haben eine evolutionäre Vorliebe für energiereiches (bedingt ungesundes) Essen und die Lebensmittelindustrie macht sich das zunutze. Solche extremen Eigenschaften von Nahrung sind in der Natur schwer zu finden, aber billig zu produzieren. Diese Bearbeitung verleitet viel zu viele Menschen dazu, denaturierte Fabriknahrung in rauen Mengen aufzunehmen, was dem Körper aber nicht guttut.

Ein einfacher Trick hilft, diese „Lebensmittel" zu identifizieren und auszusortieren. **Essen Sie keine Produkte, in denen Inhaltsstoffe versteckt sind, deren Namen ein Achtjähriger nicht aussprechen kann.** Lesen Sie die Produktinformation genau, um sich zu vergewissern, dass dort solche Zutaten nicht oder kaum erwähnt werden. Wählen Sie zwischen zwei Lebensmitteln dasjenige aus, das weniger unbekannte Zusatzstoffe enthält.

Meiden Sie auch Nahrungsmittel, die in Großbuchstaben mit „light", „fettarm" oder „50% weniger Zucker" beworben werden. Solche Produkte sind in der Regel künstlich bearbeitet und halten nicht, was sie versprechen. Wenn der Fettanteil auf 0% reduziert wird, gleicht man den Geschmack und den Inhalt mit Süßstoffen oder anderen unbekannten chemischen Substanzen aus, was das Lebensmittel nicht unbedingt gesünder und schon gar nicht nahrhafter macht als davor.

* * *

Essen Sie Nahrungsmittel, die natürlich und weitestgehend unpräpariert sind. Verzichten Sie auf essbare, nahrungsmittelähnliche Dinge, die aus der Fabrik oder dem Labor kommen. Zutaten, die Sie nicht kennen, sollten Sie meiden, um sicherzustellen, das Ihr Körper vollwertige Nahrung aus den richtigen Quellen erhält.

Ausgewogen ernähren.

Im ersten Kapitel **Essen Sie Leben** sprach ich davon, dass ein Viertel Ihrer täglichen Nahrungsaufnahme aus Obst und Gemüse bestehen sollte. Und der Rest? Wie gestalten Sie die anderen 75% Ihrer Nahrungsaufnahme optimal?

Ausschließlich mit Obst und Gemüse kann man den gesamten Bedarf an Nährstoffen nicht decken, die der Körper benötigt. Neben Vitaminen und Ballaststoffen ist unser Organismus auch auf Kohlenhydrate, Eiweiße und Fette angewiesen, welche in Obst und Gemüse kaum vorhanden sind. Eine ausgewogene Ernährung bedeutet also, sich abwechslungsreich und vielfältig zu ernähren. Ein Leitsatz: Essen Sie nicht viel von einem bestimmten Nahrungsmittel, sondern essen Sie wenig von vielen verschiedenen Nahrungsmitteln.

Vielleicht kennen Sie die sogenannte Ernährungspyramide. Die Ernährungspyramide der Schweizerischen Gesellschaft für Ernährung (siehe nächste Seite) verdeutlicht durch unterschiedlich große Felder, in welcher Menge die einzelnen Lebensmittelgruppen (z. B. Getreide) zur Ernährung beitragen sollten, um eine vollwertige Ernährung zu gewährleisten. Je größer ein Feld ist, desto höher sollte der Anteil dieser Lebensmittel an der täglichen Nahrungsaufnahme sein. Darüber hinaus wird das wünschenswerte Verhältnis der Lebensmittelgruppen zueinander deutlich.

Die Basis bilden flüssige Lebensmittel. Flüssigkeiten sind, wie Sie schon wissen, unerlässlich für unseren Stoffwechsel und unsere Vitalität. Nachlesen können Sie dies in Kapitel **Trinken Sie viel (Wasser)**. Auch über die zweitwichtigste Nahrungsquelle, Obst und Gemüse, haben Sie bereits direkt am Anfang des Kapitels über Ernährung Kenntnisse sammeln können.

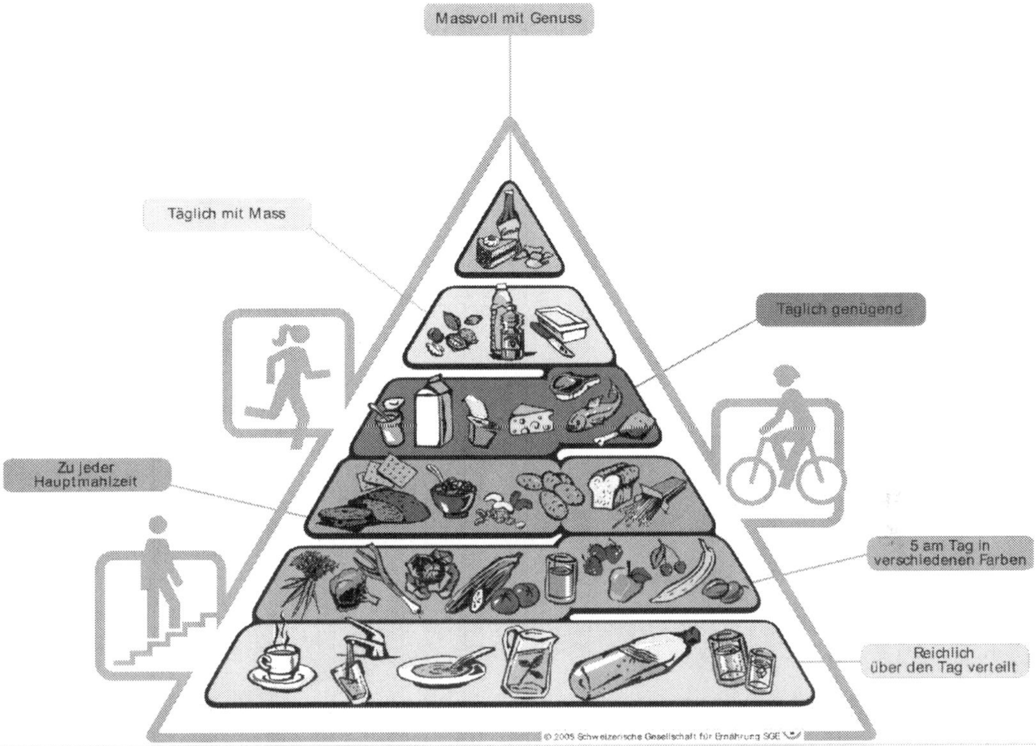

Deshalb gehen wir jetzt auf die mittlere Ebene ein. Getreide, Kartoffeln oder Reis versorgen unseren Körper mit Kohlenhydraten und Stärke. Daraus gewinnen wir einen wesentlichen Teil unserer Energie.

Von Bedeutung sind auch tierische Proteine, die wir nicht nur in Fleisch finden, sondern auch in Molkereiprodukten oder in Fisch. Meerestiere gehören übrigens mit zu den gesündesten Nahrungsmitteln. Sie sind reich an Eiweiß und gesunden Omega-3-Fettsäuren. Die Lebensmittel aus diesem Feld sollten wir täglich ausreichend, aber nicht übermäßig zu uns nehmen, worauf wir im nächsten Kapitel genauer eingehen werden.

Sparsam sollten wir Öle und Butter einsetzen. Sie sind zwar gesund, aber auch sehr fettreich. Sie sind eher als gesunder Nahrungsmittelzusatz und Geschmacksverstärker vorgesehen.

Optional können wir uns eine Süßigkeit gönnen - sofern wir uns aus anderen Felder richtig „bedienen“ und auf das Verhältnis der einzelnen Gruppen achten.

Die Schlussfolgerungen, die wir daraus ziehen können, habe ich in fünf Praxistipps zusammengefasst.

- Essen Sie bei jeder Hauptmahlzeit mehr Pflanzliches als Tierisches.
- Trinken Sie zwischen den Mahlzeiten ausreichend.
- Eine gute Mahlzeit enthält Zutaten aus den drei Kategorien Gemüse, Protein und Kohlenhydraten.
- Essen Sie auch vegetarische Gerichte.
- Nutzen Sie die Vielfalt innerhalb der Kategorien: Heute Pasta, morgen ein Reisgericht, am nächsten Tag Bratkartoffeln…

Versuchen Sie, Ihre Ernährung so abwechslungsreich wie möglich zu gestalten. Variieren Sie. Die Zusammensetzung Ihres Tellers sollte bunt sein. Vielfalt ist in der Ernährung ein wichtiger Faktor. Nur durch ein vielseitiges Essverhalten ist gewährleistet, dass Sie alle wichtigen Nährstoffe aufnehmen, die Sie zum Leben benötigen. Die Ernährungspyramide bietet Ihnen eine gute Orientierungshilfe, an der Sie sehen, wovon Sie eine bestimmte Menge zu sich nehmen sollten, um eine ausgewogene und somit gesunde Ernährungsweise zu erzielen. Je mehr verschiedene Lebensmittel Sie zu sich nehmen, desto besser.

Fleisch maßvoll genießen.

Eine der Lehren aus dem vorherigen Kapitel ist, den Fleischkonsum in Maßen zu halten. Wissenschaftler haben belegt, dass Vegetarier in der Regel eine höhere Gesundheit haben und länger leben als Fleischesser. Das will nicht heißen, dass Fleisch ungesund ist oder dass Sie gar darauf verzichten sollten. Im Gegenteil, Fleisch ist kostbar und wegen seiner wertvollen Proteine und anderer unverzichtbarer Nährstoffe äußerst wichtig für uns Menschen. Schließlich ernähren wir uns seit Jahrtausenden davon. Fleischkonsum ermöglichte erst die Entwicklung der menschlichen Intelligenz.

Warum haben Vegetarier dann im Allgemeinen aber eine höhere Gesundheit? Das ist leicht erklärt. Menschen, die bewusst auf Fleisch verzichten, machen sich mehr Gedanken darüber, was sie essen und setzen sich grundsätzlich sehr intensiv mit ihrer Gesundheit auseinander. Einige Ratschläge aus dem Ernährungsteil werden Vegetariern demzufolge bekannt sein, weil sie mit den Grundsätzen einer gesunden Ernährung oftmals bestens vertraut sind.

Worauf möchte ich hinaus? Bei Fleisch ist es wie mit allem anderen auch: Das richtige Maß ist entscheidend. Zu viel Fleisch essen ist nicht gut - doch genau das tun die meisten. Fleisch ist ein Genussmittel. Unsere Vorfahren aßen es selten, weil stets ein hoher Aufwand nötig war, um es überhaupt auf den Tisch zu bringen. Darum galt Fleisch schon immer als sehr kostbar und war keine Selbstverständlichkeit. Man musste nämlich aktiv werden, um Tiere zu jagen und daraus das Fleisch zu gewinnen.

Heute sieht es ganz anders aus. Wir brauchen nicht mehr zu jagen, sondern können in den nächstgelegenen Supermarkt gehen, um in aller Ruhe ein Stück Rind oder Huhn zu kaufen. Weil der Mensch irgendwann begonnen hat Tiere zu halten, wurde das

Jagen unnötig. Das Modell der Massentierhaltung führt auch dazu, dass Fleisch in großen Mengen verfügbar und günstig ist. Die allermeisten Menschen können es sich leisten, zwei- bis dreimal am Tag Fleisch zu essen. Ein einst rares Lebensmittel für besondere Anlässe wird zum Normalfall auf dem Speiseteller. Fleisch ist nicht für den übermäßigen Konsum vorgesehen. Das spiegelt sich auch in der Ernährungspyramide wieder. Es sollte vielmehr einen verhältnismäßig geringen Anteil unserer Ernährung ausmachen. Was machen viele Europäer und Amerikaner hingegen? Für sie ist es nichts Ungewöhnliches, ein halbes Kilogramm Fleisch am Tag zu verdrücken. Nicht verwunderlich ist dann, wenn das Risiko für Herzkrankheiten wegen des übermäßigen Fleischkonsums drastisch ansteigt, wie Studien belegen. Zu viel des Guten ist eben nicht gut!

Ärzte und Ernährungswissenschaftler empfehlen deshalb, höchstens drei bis viermal pro Woche Fleisch zu essen. Pro Woche! Klingt erstmal hart, vor allem für die Fleischliebhaber unter uns.

Wenn Sie eine Mahlzeit ohne Fleisch nicht ertragen, sollten Sie folgendes probieren: Statt eines 250-Gramm-Steaks und 100 Gramm Gemüse probieren Sie einmal die umgekehrte Variante, und essen ein 100-Gramm-Steak und 250 Gramm Gemüse. Sie werden spüren, dass dieses Verhältnis Ihrem Magen sehr wohl bekommt und leichter verdaulich ist. Betrachten Sie Fleisch als eine Delikatesse, die man vernünftig dosieren und mit Genuss verspeisen sollte.

Werden Sie Ihr eigener Koch!

Zum Thema Junkfood. Nachdem Sie die letzten Kapitel gelesen haben, haben Sie bestimmt das Gefühl, Burger, Pommes frites, Chips und co. nie wieder essen zu dürfen. Ganz im Gegenteil. Solange Sie es selbst zubereiten, haben Sie statt Junkfood auf einmal eine gesunde und vollwertige Mahlzeit. Ich habe es schon oft erwähnt. Es ist nichts schlimmes dabei, Süßigkeiten, Fettiges oder Gebäck zu essen oder ab und zu ein Süßgetränk zu sich zu nehmen. Die Lebensmittelhersteller haben diese einst teuren und schwer herzustellenden Leckereien so billig und leicht erhältlich gemacht, dass viele von uns diese jeden Tag zu sich nehmen.

Nehmen wir als Beispiel die Pommes frites. Erst als die US-amerikanische Industrie das Waschen, Schälen, Kleinschneiden und Frittieren der Kartoffeln und das Aufräumen danach übernahm, wurden die fettigen Kartoffelstücke zum beliebtesten Gemüse der globalisierten Welt. Wenn Sie alle Fritten, die Sie verspeisen, selber herstellen müssten, kämen diese viel seltener auf den Tisch. Allein schon wegen dem Aufwand. Machen Sie den Selbstversuch und ich garantiere Ihnen, spätestens nach zweimal Kochen vergeht Ihnen die Lust an den gebratenen Kartoffelstäbchen. Gleiches bei Burgern, Chips, Brathähnchen, Kuchen, Torten, Eiscreme und Keksen. Genießen Sie diese Lebensmittel nur, wenn Sie auch bereit sind, diese selbst zuzubereiten. Der Konsum wird auf ein natürliches und gesundes Maß angepasst.

Der Sinn dieser Methode ist, dem Fast Food entgegenzutreten. Das Essen ist nicht mehr schnell. Weder in der Vorbereitung noch beim Verzehr. Dies ist ein wichtiger Schritt, dem Industriefraß Lebewohl und einem nachhaltigen Lebensstil Hallo zu sagen. Sie legen die Grundlage für ein bewusstes und verantwortungsvolles Essverhalten, ohne dabei auf Ihre Lieblingsspeisen verzichten zu müssen. Sie werten dadurch Ihre Leckereien sogar noch auf! Darüber hinaus lernen Sie eine neue, wertvolle Fähigkeit respektive bauen diese aus: das Kochen.

Kochen ist etwas Wunderbares. Etwas, an dem jeder Spaß finden kann. Beim Kochen können Sie sich frei entfalten, Ihre Werke selbst genießen und anderen eine Freude machen. Vielleicht mögen Sie einwenden, nicht genügend Zeit dafür zu haben. Doch ich bin überzeugt davon, dass Sie es sich leisten können, mindestens ein- oder zweimal pro Woche ein richtig leckeres Essen zu zaubern. Legen Sie sich ein Kochbuch an oder schauen Sie im Internet nach Rezepten, die Sie interessant finden. Mit Sicherheit stoßen Sie auf die eine oder andere Sache, die Sie unbedingt ausprobieren möchten. Wichtig jedoch: Tun Sie es!

Ein weiterer positiver Nebenaspekt dieser Strategie ist auch, dass Sie sich über die Zutaten bewusst sind. Sie haben die volle Kontrolle darüber, was letztendlich im selbst gebackenen Keks enthalten ist und vermeiden so von vornherein unbekannte chemische Substanzen in Ihrem Essen. Sie verwenden schließlich nur Produkte, die Ihnen bekannt sind. Wenn Sie einen Schritt weitergehen wollen, können Sie ausschließlich gesunde Zutaten verwenden, indem Sie zum Beispiel aus Hafer und Obst Kekse machen, und gänzlich auf Zucker oder dergleichen verzichten. Forschungsergebnisse deuten darauf hin, dass Menschen, die ihr Essen selber zubereiten, gesünder leben als jene, die es nicht tun.

* * *

Das selbstständige Zubereiten und Kochen eigener Kreationen ist nicht nur äußerst gesund und abwechslungsreich, sondern kann auch Spaß machen. Probieren Sie es aus!

Weniger ist mehr.

Nicht nur *was* Sie essen, beeinflusst Ihre Gesundheit, sondern auch *wie* Sie essen. Den folgenden Ratschlag werden viele nur sehr ungern hören: essen Sie weniger.

Als man unterschiedliche Tierarten in ihrem Essverhalten untersucht hat, kam es zu einem interessanten Ergebnis. Je weniger Kalorien die Tiere zu sich nahmen, desto älter wurden sie. Die Lehre gilt auch für uns Menschen: **Wer weniger isst, lebt länger.** Heutzutage essen die allermeisten von uns mehr, als ihr Körper braucht und dementsprechend leben wir in einer Zeit, in der der Anteil an übergewichtigen und fettleibigen Personen größer ist als je zuvor. Der Kalorienüberschuss hat verheerende Folgen, nicht nur in Bezug auf das Gewicht. Auf weitere Folgen sind wir bereits eingegangen: Erhöhtes Krebsrisiko, Kreislauf- und Stoffwechselkrankheiten, Unbeweglichkeit... Gesundheitliche Beschwerden aller Art. Und das „nur“, weil viele beim Essen übertreiben und mehr essen, als ihr Körper benötigt.

In unserer heutigen Gesellschaft gilt es als richtig zu essen bis man satt ist und es ist normal, nach dem Essen einen vollen Magen zu haben. In vielen (älteren) Hochkulturen ist es der Brauch mit dem Essen aufzuhören *bevor* man das Sättigungsgefühl erreicht. Das japanische Sprichwort *hara hachi bu* (sinngemäß übersetzt: *»Hör auf zu essen, wenn dein Magen zu 80 Prozent voll ist«*) rät zum Beispiel, bei einer Magenfülle von 80 Prozent die Mahlzeit abzuschließen. In der ayurvedischen Tradition Indiens ist dieser Punkt bei 75 Prozent erreicht, bei den Chinesen bereits bei 70 Prozent. Der Prophet Mohammed beschrieb einen vollen Magen als einen, der 1/3 Nahrung, 1/3 Flüssigkeit und 1/3 Luft enthält. Ein wohlgesättigter Magen ist also nicht zu 100% „gefüllt“, sondern vielmehr zwischen 67 und 80 Prozent. Sie müssen nicht voll sein, um satt zu werden. Und Sie müssen auch nicht satt sein, um keinen Hunger mehr zu haben. Betrachten Sie es wie die Franzosen, sie beenden ein Mahl nicht mit den Worten: »Ich bin satt«, sondern sagen: »Ich habe keinen Hunger mehr.«

Es ist was ganz anderes, zu Essen, um den Hunger zu stillen, als sich voll zu essen. Es ist schlichtweg gesünder, die Mahlzeit ein paar Bissen früher zu beenden und ein natürliches Sättigungsgefühl zu erlangen. Das Sättigungsgefühl tritt mit Verzögerung ein.

Aber beachten Sie folgendes: Essen Sie nur, sofern Sie Hunger verspüren. Für die meisten unter uns hat Essen gar nichts mehr mit Hunger zu tun. Viele essen, nicht weil sie hungrig sind, sondern weil ihnen langweilig ist. Oder sie sich belohnen möchten. Manche essen auch einfach aus Frust. Was ebenfalls den psychologischen Effekt hervorruft, den eigenen Hunger zu überschätzen, ist die Größe Ihres Tellers und Ihrer Portion. Ist der Teller groß, fällt die Portion selbstverständlich üppiger aus und Sie essen automatisch mehr. Ziehen Sie in Erwägung, kleinere Teller zu kaufen und Ihre Portionen werden von alleine das richtige Maß annehmen. Fragen Sie sich bewusst, warum und wie sehr Sie gerade Lust auf Essen haben. Seien Sie ehrlich zu sich selbst. Verspüren Sie wirklich Hunger? Hören Sie auf Ihren Bauch und nicht auf Ihren Kopf. Sie werden feststellen, je ehrlicher Sie mit sich selbst sind, desto eher warten Sie mit der Nahrungsaufnahme und essen Ihrem natürlichen Bedarf entsprechend. Es mag am Anfang vielleicht gewöhnungsbedürftig sein, doch nach nicht allzu langer Zeit werden Sie erfreut feststellen, dass es um Ihr Wohlbefinden deutlich besser bestellt sein wird.

Um Missverständnisse zu vermeiden: Mit weniger essen ist nicht wenig essen gemeint. Sie brauchen nicht zwanghaft hungern und in extreme Diäten verfallen. Das bringt Sie nicht ans gewünschte Ziel. Mit weniger essen ist vielmehr gemeint, ausreichend oder genügend zu essen. Ausreichend, um die Energiespeicher zu füllen und genügend, um die wichtigen Nährstoffe zu erhalten, die unser Körper benötigt. Ihr Körper kann mit zwei Dritteln Ihrer täglichen Nahrung gut auskommen. Wissenschaftler haben bestätigt, dass das andere Drittel überflüssig ist, weil es mehr Energie raubt, als es uns gibt. Diese Energie wird vor allem durch die mühsame Verdauung verschwendet, für die nunmal das Extra Drittel an Essen in unserem Magen verantwortlich ist.

Des weiteren helfen simple, unkomplizierte Maßnahmen, die Portionen zu verringern. Sie können im wahrsten Sinne des Wortes „Faust"-Regeln anwenden, um die angemessene Größe einer Mahlzeit zu erkennen. Zum Beispiel sollte die tägliche Menge an Fleisch nicht größer sein als Ihre geballte Faust. Eine weitere Weisheit besagt, bei einer Mahlzeit höchstens so viel zu essen, wie in Ihre beiden hohlen Hände passt. Außerdem ist es ratsam, auf Nachschlag zu verzichten.

* * *

Ob Sie sich nun an den Ratschlag, weniger zu essen, halten oder nicht, ist Ihnen überlassen. Essen sollte nämlich Spaß machen. Wenn Sie sich durch diese Strategien eingeschränkt fühlen, belassen Sie es bei Ihren alten Gewohnheiten. Essen Sie so viel, wie es Ihnen am liebsten ist. Dennoch empfehle ich Ihnen, die tägliche Menge an Nahrung etwas zu reduzieren. Ich erinnere Sie gerne noch einmal: **Essen Sie nicht zu viel**. Ernähren Sie sich ausreichend, aber halten Sie Maß. Sie genießen Ihre Mahlzeit weitaus intensiver, wenn sie etwas kleiner ausfällt. Und dann macht Essen wirklich Spaß.

Essen Sie langsam.

Wer schnell isst, erhöht das Risiko übergewichtig zu werden. Forscher untermauern diese Erkenntnis immer und immer wieder mit neuen Studien. Die *University of Rhode Island* fand neuerdings heraus, dass langsame Esser pro Mahlzeit ungefähr zehn Prozent weniger Kalorien zu sich nehmen. Dies hat einen nachvollziehbaren Grund. Unser Gehirn registriert erst nach 15 bis 20 Minuten, dass wir satt sind. Lassen wir uns aber zu wenig Zeit, verpassen wir den Sättigungspunkt und nehmen übermäßig viele Kalorien auf (so viel zum vorherigen Kapitel).

Es hat zahlreiche Vorteile, wenn Sie sich beim Essen Zeit lassen und die Mahlzeit langsam verspeisen. Einerseits steigert es den Genuss. Je länger und gründlicher Sie kauen, desto intensiver ist der Genuss. Probieren Sie es aus, wenn Sie das nächste Mal eine Mahlzeit zu sich nehmen. Lassen Sie sich das Essen sprichwörtlich „auf der Zunge zergehen".

Wer langsam isst, genießt die Mahlzeit mehr. Und wer langsam isst, genießt auch das Leben mehr.

Guter Wein entfaltet seine Geschmacksnuancen erst, wenn man ihn eine Zeitlang im Mund behält. Kürzlich fanden Schweizer Wissenschaftler heraus, dass das auch für andere Lebensmittel wie Obst und Gemüse, zutrifft. Durch das Lesen dieses Kapitels lernen Sie, wahren Geschmack zu sehen (sofern Sie das Essen nicht sofort herunterschlucken). Essen ist nun nicht mehr das Mittel zum Zweck, lediglich den Hunger zu stillen. Es wird zu einem Erlebnis, ein Erlebnis, das Ihren Magen befriedet und Ihnen ein Glücksgefühl bereitet.

Auch Ihre Verdauung profitiert ungemein, wenn Sie langsam essen. Bei längeren Kauen wird mehr Speichel produziert, was den Magen entlastet. Wer die Speisen hinunterschlingt, schluckt mehr Luft, was zu Schluckauf und Blähungen führt. Man sollte im Kopf behalten, dass sich die erste Stufe der Verdauung in der Mundhöhle abspielt. Durch besseres Kauen entlasten Sie nicht nur Ihren Magen. Die Nahrungsmittel können besser aufgespalten werden, sodass mehr Nährstoffe aus der Nahrung gewonnen werden können.

Beachtenswert ist auch der meditative und stressabbauende Effekt des langsamen Essens. Sich Zeit zu nehmen und sich auf das zu konzentrieren, was auf dem Teller liegt, ruft ein beruhigendes Gefühl hervor.

* * *

Nun zu den Praxistipps (Achtung: jetzt wird's schnell!): Lassen Sie sich beim Essen mindestens 20 Minuten lang Zeit. Nehmen Sie kleine Bissen zu sich. Konzentrieren Sie sich beim Kauen auf den Geschmack, den Geruch und die Struktur des Essens. Nehmen Sie Ihre Mahlzeit bewusst wahr und fühlen Sie die Eigenschaften des Essens. Machen Sie sich Gedanken über die Herkunft des Essens und seien Sie dankbar, dieses Mahl verspeisen zu dürfen. Wenn es sich vermeiden lässt, nicht im Stehen, Laufen oder Gehen essen. Schaffen Sie ein gemütliches Ambiente. Kerzenschein und ein schön dekorierter Tisch stellen ein solches Ambiente her. Legen Sie das Besteck nach jedem Bissen hin und nehmen es erst wieder in die Hand, wenn der zerkaute Bissen geschluckt ist. Und zu guter letzt: Lassen Sie sich beim Essen keinesfalls ablenken. Fernseher, Telefon und Buch können warten.

Essen Sie richtige Mahlzeiten.

Merken Sie sich unbedingt diesen prägnanten Satz. Er ist sehr wichtig. Eines der gravierendsten Ernährungsprobleme unserer heutigen Zeit ist, dass viele von uns keine richtigen Mahlzeiten einnehmen. Was ist damit gemeint? Die Menschen essen vielmehr nach Zeit und Lust, halten sich aber nicht an einen normalen Rhythmus, oder festen Zeiten, an denen sie essen.

Schauen wir uns einmal die Herkunft des Wortes „Mahlzeit" an. Es setzt sich aus zwei Wörtern zusammen. „Mahl" und „Zeit". Das Wort „Zeit" in Mahlzeit impliziert einen bestimmten Teil des Tages, der für ein vollwertiges Essen freigehalten wird. Unser Körper braucht eine gewisse Routine, wenn es um die Aufnahme von Nahrung geht. Eine Regelmäßigkeit, die grundsätzlich aus drei vollwertigen Mahlzeiten besteht: Frühstück, Mittag- und Abendessen.

Doch was ist heutzutage für viele die Regel? Manchmal verpassen sie das Frühstück, ein anderes Mal blockiert ein Termin die Mittagspause, hin und wieder greifen sie zum Mitternachtssnack. Sie essen eher zwischendurch eine Zwischenmahlzeit oder bevorzugen die Imbissbude, um schnell Energie zu tanken, anstatt **richtige** Mahl-Zeiten einzuhalten. Das ist höchst ungesund.

Von besonderer Bedeutung ist die erste Mahlzeit des Tages: das Frühstück. Immer öfter höre ich von Bekannten, dass sie keine Zeit haben, um richtig zu frühstücken. Sie gehen zur Arbeit, ohne gefrühstückt zu haben. Die Folge ist, dass sie den ganzen Tag schlechte Laune haben und bei der Arbeit schlapp oder in der Uni unkonzentriert sind.

Wir brauchen Energie, um in den Tag starten zu können, doch den meisten ist das nicht ganz bewusst. Zudem tendieren Menschen, die seltener frühstücken, eher zu Übergewicht und anderen körperlichen Beschwerden, während diejenigen, die sich an die Morgenmahlzeit halten, im Allgemeinen eine höhere Fitness vorweisen und wesentlich seltener mit gesundheitlichen Problemen zu kämpfen haben.

Woran liegt das? Früh am Tag etwas zu essen hält Sie nämlich davon ab, im Laufe des Tages zu viel Nahrung zu sich zu nehmen und hilft Ihnen, mehr Kalorien zu verbrennen, weil Sie den ganzen Tag mehr oder weniger aktiv sind. Spätabends haben Sie nach einer großen Mahlzeit eben nicht die Zeit, um die Energie des Mahls zu verbrauchen. Darüber hinaus werden Stresshormone ausgeschüttet, wenn Sie nach dem Aufstehen zu lange mit dem Essen warten. Stresshormone sabotieren den Stoffwechsel, stören die Konzentration und verleiten uns dazu, Ungesundes zu naschen. Ein richtiges Frühstück sorgt für einen morgendlichen Energieschub und bestimmt Ihre Leistungsfähigkeit über den ganzen Tag. Deswegen gilt: jeden Morgen ausgewogen frühstücken.

Ebenso frappierend ist, dass eine vierte Verzehrgelegenheit hinzugekommen ist, die sich unabhängig von den drei Hauptmahlzeiten abspielt. Nicht, dass eine weitere Mahlzeit hinzugekommen ist, ist frappierend, sondern dass sie über den ganzen Tag verteilt ist und häufig aus ungesunden Nahrungsmitteln besteht.

Wir sprechen hierbei von den Snacks, die viele in sich aufnehmen. Wenn Sie eine Zeitlang Ihre Mitmenschen aufmerksam beobachten, werden Sie feststellen, dass viele von ihnen von dieser vierten Essgelegenheit Gebrauch machen und damit teilweise die Hauptmahlzeiten ersetzen. Es ist nichts schlechtes dabei, fünf bis sechs kleinere Mahlzeiten am Tag zu haben. *Sofern* diese kleineren Mahlzeiten auch gesund sind und die vollwertigen Nährstoffe enthalten, die unser Körper braucht (siehe Kapitel **Ausgewogen ernähren**). Obst-Snacks für zwischendurch sind ein solches Beispiel! Dies ist aber praktisch nie der Fall. Wir sehen Menschen, die sich hauptsächlich von verarbeiteter Industrienahrung ernähren, und wie wir inzwischen wissen, ist diese für den Körper nur unnötiger Ballast.

Das heißt: Das ständige Knabbern, Nippen, Naschen beim Fernsehen, Autofahren, auf der Arbeit muss nicht sein. Ich empfehle Ihnen, sich beim Essen nur auf das Essen zu konzentrieren (siehe letztes Kapitel). Wenn es nicht anders geht, so versuchen Sie wenigstens, diese Snacks möglichst gesund zu gestalten. Obst, Gemüse und Nüsse sind geeignete Lebensmittel für das Zwischendurch-Essen. Ansonsten sollten Sie es bei den drei Hauptmahlzeiten belassen, die Ihren gesamten Nährstoffbedarf abdecken.

Einen weiteren wichtigen Tipp in Bezug auf richtige Mahlzeiten habe ich noch für Sie: Essen Sie, so oft es geht, mit anderen Menschen zusammen. Wer alleine isst, neigt deutlich stärker dazu, zu viel zu essen. In einer Gemeinschaft hingegen essen die Menschen langsamer und weniger. Dies liegt unter anderem daran, dass wir vor anderen als zivilisierte Esser dastehen möchten und deshalb das Mahl maßvoll zu uns nehmen. In Gesellschaft ergibt sich gesundes Essverhalten von alleine. Unbewusst und natürlich. Wir reden, erzählen, lachen - ein gemeinsames Essen mit Freunden, Familie oder Kollegen ist die simpelste und harmonischste Art sozialer Interaktion. Die Mahlzeit wird dadurch umso mehr genossen.

***

Achten Sie darauf, dass Ihr Tag aus einem vollwertigen Frühstück, einem nahrhaften Mittagessen sowie einem leichten Abendessen besteht. Vermeiden Sie salzige und süße Snacks zwischendurch. Ersetzen Sie diese durch frisches Obst und Gemüse oder durch Nüsse. Planen Sie genug Zeit ein, um das Essen richtig zu genießen und essen Sie bevorzugt in Gesellschaft. Am besten funktioniert das, wenn Sie sich mit jemandem zum Essen verabreden, im Idealfall mit einer Person, die Ihnen ganz besonders am Herzen liegt.

Mit Verantwortung essen und Qualität genießen.

Bei der Auswahl Ihrer Lebensmittel sollten Sie auf die Qualität der Produkte achten.

Was verleiht einem Lebensmittel „Qualität“?

Essen ist nicht nur Genuss. Essen ist zugleich Verantwortung. In erster Linie Verantwortung gegenüber sich selbst. Wir sollten Nahrung als etwas betrachten, das uns dienen soll *zu leben*. Zu leben, wie wir es verdient haben: Voller Lebensenergie, Lebensfreude und Lebensqualität. Doch wir können nur richtig leben, wenn wir darauf achten, dass andere auch gut leben können. Und der einfachste Weg, dies zu erreichen, ist verantwortungsbewusstes Ernähren. Das heißt, wenn wir essen, berücksichtigen wir, woher das Essen kommt und übernehmen dadurch Verantwortung für unsere Umwelt. Die meisten wählen ihr Essen nach zwei Prinzipien aus. Hauptsache lecker und schnell, und greifen zur Tiefkühlpizza oder zur Chipstüte.

Wir müssen bei der Auswahl unseres Essens allerdings zweimal hinschauen, wenn nicht sogar dreimal oder noch mehr. Ist es gesund? Tut es meinem Körper gut? Das ist zu wenig. Wir müssen uns auch darüber Gedanken machen, welche Konsequenzen es hat, wenn wir uns für ein Lebensmittel entscheiden. Und hier müssen wir weiter denken, weiter, als es den meisten lieb ist. Damit meine ich vor allem, zu überlegen, unter welchen Bedingungen die Tiere leben, von denen wir unser Fleisch oder andere Kost (Eier, Honig) beziehen. Ob beim Anbau von Obst und Gemüse die Bauern fair behandelt werden. Oder inwiefern die Lebensmittelfirma und andere Akteure auf die Umwelt achten, wenn sie unser Essen produzieren und transportieren. Das alles schließt die Qualität eines Lebensmittels ein. Wussten Sie, dass Lebensmittel, die von fair behandelten Bauern angebaut und erzeugt werden, 20% mehr Nährstoffe enthalten und reicher an Vitamin C sind? Ein Grund mehr, dem Fairtrade-Siegel Beachtung zu schenken.

Beim Essen sollten wir uns Gedanken um seine Nachhaltigkeit machen. Wir sind nicht alleine auf diesem Planeten, und nur den wenigsten ist das bewusst. Viele sind unfassbar rücksichtslos gegenüber unserer Erde, und zwar nicht nur, was ihr Essverhalten betrifft. Wenn Sie mich fragen, macht es mich zutiefst wütend, wenn ich sehe, dass der Großteil unserer Mitmenschen Tierquälerei, Ausbeutung und Umweltverschmutzung in Kauf nimmt und sogar unterstützt, allein schon dadurch, dass sie sich keine Gedanken um das Essen machen, dass sie tagtäglich essen.

Beachten Sie die Tragweite Ihrer Entscheidungen. Es mag Ihnen vielleicht lächerlich erscheinen, dass ein einzelner Mensch wie Sie mit einer scheinbar so „unwichtigen" Entscheidung, nämlich was Sie heute essen, etwas in dieser Welt zum Positiven verändert. Doch überlegen Sie mal: Wenn Sie es nicht tun - Wer tut es dann? Die Welt wird Ihnen danken. Und Sie werden diesen Dank spüren und sich gut dabei fühlen. Übernehmen Sie Verantwortung für sich und für diesen Planeten (wir haben nur diesen einen), indem Sie im Supermarkt die Lebensmittel genau unter die Lupe nehmen. Ist das Produkt Bio? Ist der Fairtrade-Siegel drauf, ein Öko-Siegel? Die Details sind immer entscheidend.

Qualität hat seinen Preis. Mit ziemlicher Sicherheit werden Ihre Einkäufe teurer. Und zwar nicht unwesentlich. Aber der Dienst, den Sie den Tieren, den Menschen, der Umwelt und vor allem sich selbst erweisen, ist unbezahlbar. Das Gefühl, der Welt etwas gutes zu tun, ist unbeschreiblich schön und durch nichts zu ersetzen. Alle profitieren davon. Das Essen ist natürlich auch besser. Sie werden den Unterschied sofort schmecken. Es ist hochwertiger, gesünder - und nachhaltiger.

Was Ihre Gesundheit betrifft: Sie wird sich in kürzester Zeit deutlich verbessern. Denn nachhaltige Nahrung hat Qualität. Und hohe Qualität führt zu einer hohen Menge an Gesundheit, Energie und Lebensglück. Auf der anderen Seite wird der Glückseffekt von Obst und Gemüse, den wir aus der englischen Studie kennen, verstärkt. Weil Sie sich Ihrer Rolle als verantwortungsvoller, vorbildlicher Weltbürger bewusst werden und daraus ein noch stärkeres Glücksgefühl ableiten. Körper und Geist sind miteinander im Einklang. Auf die hier beschriebene Weise können Sie beidem Sorge tragen.

* * *

Sofern Ihre Gesundheit und Ihr (körperliches und seelisches) Wohlbefinden wirklich wichtig ist, dann sollte Ihnen die Gesundheit und das Wohlbefinden anderer Lebewesen ebenso am Herzen liegen. Bevor Sie Ihr Essen kaufen - stellen Sie sicher, dass es unter gerechten und transparenten Bedingungen erzeugt, gezüchtet, angebaut oder gehalten wurde. Denn dies ist und bleibt der unkomplizierteste Weg, sich gesund zu ernähren mit dem positiven Nebeneffekt, die Welt zu einem besseren Ort zu machen.

Sie dürfen die Regeln brechen.

Die Strategien hinsichtlich einer gesunden Ernährungsweise sind allesamt sehr nützlich, wenn es um die Steigerung Ihrer Gesundheit geht. Doch nur, solange Sie sich nicht zwanghaft an jeden einzelnen Ratschlag halten und sich selbst Freiheiten gewähren. Ansonsten könnte Ihr seelisches Gleichgewicht darunter leiden, wenn Sie jetzt versuchen, alle Methoden auf einmal umzusetzen. Wenn Sie bei einer Tafel Schokolade doch mal schwach werden oder heute nicht die empfohlenen fünf Portionen Obst und Gemüse essen, brauchen Sie sich keine Sorgen zu machen. Hin und wieder dürfen wir zu unseren ungesunden Lieblingssnacks greifen und diese bewusst genießen. Solange Sie es nicht jeden Tag machen und alles im Rahmen halten, brauchen Sie nichts zu befürchten. Es ist kein Weltuntergang, ein bisschen Gummibärchen zu naschen oder bei einer Geburtstagsfeier Kuchen zu essen.

Ihr Lieblingsessen, ob es nun Pizza oder Kekse sind, darf für Sie nicht zu einem Tabu werden. Sie dürfen ausnahmsweise Chips essen. Gönnen Sie sich hin und wieder Ihre Lieblingsschokolade. Ausnahmesituationen und besondere Anlässe sind dafür da, auch mal die Ernährungsregeln zu brechen. Niemand erwarten von Ihnen, diese Regeln jederzeit einzuhalten.

Entscheidend ist der Alltag. Das, was Sie als „normalerweise“ bezeichnen: »Normalerweise esse ich viel Obst«, oder »Meistens esse ich langsam und in aller Ruhe.«
Auf den Punkt gebracht: Die üblichen Verhaltensweisen, die an einem normalen Tag Ihre Essgewohnheiten bestimmen, sind das unabdingbare Fundament für eine gute Ernährung.

***

Was wirklich zählt, ist, dass Sie auf eine ausgewogene und vollwertige Ernährung achten. Damit meine ich, dass Sie sich bewusst darüber sind und sich aktiv damit auseinandersetzen, was Sie essen, wie Sie essen und warum Sie essen. Dieses Bewusstsein ist der Schlüssel zu einer Ernährungsweise, die Ihrer Gesundheit wohltut und Ihrem Leben mehr Qualität verleiht.

II. Die Heilkraft der Bewegung

Dieses Kapitel behandelt die Heilkraft von Bewegung und sportlicher Betätigung. Unser Körper muss optimal funktionieren, dafür müssen wir ihn bewegen. In Bewegung zu bleiben heißt, in Form zu bleiben, nicht nur äußerlich, sondern auch innerlich. Hier werden klare Anregungen formuliert, wie Sie Ihren Körper richtig beleben, um eine optimale Gesundheit zu erzielen. Alternativen für Sportmuffel werden hier ebenfalls beleuchtet.

Es klingt fast zu gut, um wahr zu sein: Sport und Bewegung ist ein Allheilmittel, das den ganzen Körper positiv beeinflusst und nebenbei unsere Stimmung erhöht. Das aus unseren Genen das Beste herausholt, Krankheiten verhindert oder schneller heilen lässt und darüber hinaus auch noch unser Leben verlängern kann. Es gibt kaum eine bessere Medizin für Körper und Geist, als Sport und Bewegung. Ausnahme: Man sollte allerdings kein Sport treiben, wenn man stark erkältet ist.

Dass körperliche Aktivität "irgendwie" gut für die Gesundheit ist, wird heute kaum mehr hinterfragt. Viele groß angelegte Studien haben in der Vergangenheit immer wieder gezeigt, dass Bewegung eine überaus positive Wirkung auf unser körperliches und geistiges Wohlbefinden ausübt. Sport beugt Krankheiten vor, kurbelt den Stoffwechsel an und setzt Glückshormone im Körper frei.

Ein Großteil der Bevölkerung bewegt sich allerdings zu wenig. Es ist schade, zu sehen, wie viele Menschen auf regelmäßige Bewegung verzichten und den größten Teil ihres Tages im Sitzen verbringen. Im Auto oder in der U-Bahn, am Schreibtisch, im Cafe und abends auf der Couch vor dem Fernseher. Das ist dem menschlichen Fortschritt geschuldet. Um zu überleben, mussten wir früher auf die Jagd gehen. Man konnte schließlich kein Tier fangen, indem man sich nicht vom Fleck rührte.

Heute ist das anders: Wir müssen arbeiten, um zu überleben, und die Arbeit findet heutzutage meistens im Sitzen statt. Die meisten gleichen das nicht aus, weil Ihnen die Zeit dafür fehlt. Bewegungsmangel kann durchaus Folgen für die Gesundheit haben: Es drohen Herzkreislauf-Erkrankungen, Übergewicht oder Rücken- und Gelenkbeschwerden.

Eine ausreichende Bewegung wirkt dem nicht nur entgegen, sondern hat auch ganz allgemeine positive Effekte: Sorgt für gute Laune, hilft den Alltagsstress abzubauen und führt zu einer größeren Ausgeglichenheit. Bei intensiv betriebenen Ausdauersportarten schüttet der Körper Glückshormone (Endorphine) aus, die eine direkte, positive Wirkung auf den Geist haben. Das angenehme Müdigkeitsgefühl, nachdem man sich körperlich betätigt hat, gehört dazu.

Unabhängig davon, dass ein sportlich aktiver Mensch etwas für seine Gesundheit tut, das Immunsystem stärkt und seltener krank ist: Er ist auch im Beruf leistungsfähiger. Menschen, die ihren bewegungsarmen Alltag mit Sport ausgleichen haben mehr Energie auf allen Gebieten ihres Lebens. Bewegung fördert nämlich den Sauerstoffkreislauf. Jede einzelne Körperzelle ist auf die ausreichende Zufuhr von Sauerstoff angewiesen - insbesondere die Gehirnzellen. Die Gleichung ist ganz einfach. Damit der Kopf volle Leistung bringt, müssen Sie sich ausreichend bewegen. Ein wacher Geist ist das Ergebnis eines aktiven Körpers.

***

Ein Anspruch dieses Buches ist, Sie über die gesundheitlichen Auswirkungen von Bewegung aufzuklären. Dazu habe ich mich bei Ärzten und Wissenschaftlern kundig gemacht, Studien zusammengetragen und selber Erfahrungen gesammelt. Je mehr Studien ich las und je mehr Empfehlungen von Medizinern ich mir anhörte, desto schwerer fiel mir allerdings das Sitzen am Schreibtisch. Ich wollte mich unbedingt bewegen!

Noch wichtiger war es mir aber, diesen Drang nach Bewegung auch bei Ihnen zu aktivieren. Hierbei geht es nicht darum, Sie zum Extremsport zu motivieren oder übermäßige Erwartungen an Sie zu stellen. Vielmehr möchte ich Sie dazu anregen, einfach aktiver zu werden. Aktiver an die frische Luft zu gehen. Schlichtweg den Körper zu *aktivieren*. Gerade Menschen mittleren Alters können durch moderate Bewegung Krankheiten vorbeugen, der schwindenden Fitness entgegenwirken und ganz nebenbei in einem Körper leben, der nicht alt werden kann, ist Bewegung das A und O. Wussten Sie, dass Menschen, die täglich mindestens 20 Minuten spazieren, ihr Leben durchschnittlich um drei bis vier Jahre verlängern?

Es ist nie zu spät, in Bewegung zu kommen. Sogar Menschen, die erst im hohen Alter beginnen, täglich zu spazieren, und sei es auch nur eine Viertel Stunde, können ihre Gesundheit signifikant und messbar steigern. Es bedarf keines großen Aufwandes, sich körperlich zu ertüchtigen und dadurch physische und psychische Beschwerden zu präventiveren.

Warum aber tun sich viele in Bezug auf körperliche Bewegung so schwer?

Es fehlt bei vielen einfach die Motivation. Um in die Gänge kommen, brauchen wir Motivation. Und diese Motivationen muss von Innen heraus kommen. Aufgaben fallen uns leichter, wenn wir uns daraus einen persönlichen Gewinn versprechen.

Die Motive können dabei ganz unterschiedliche sein. Es spielt keine Rolle, ob das Ziel eine gute Figur, Ausgleich zum stressigen Alltag oder eine bessere Kondition ist. Menschen, die bereits gesundheitliche Beschwerden haben, können bestrebt sein, ihren Krankheitsverlauf mit Sport positiv zu beeinflussen oder gar zu heilen. Was es auch ist: Jeder muss seine individuelle Motivation entwickeln. Um anzufangen und um durchzuhalten. In diesem Kapitel möchte ich Ihnen verschiedene Möglichkeiten vorstellen, wie Sie sich körperlich betätigen können, und Ihnen Strategien an die Hand geben, wie Sie mehr Bewegung in Ihren Alltag einbauen.

Sie müssen etwas finden, das Ihnen Spaß macht und sich konkrete, erreichbare Ziele setzen. Hier gilt der Dreisatz, wie auch schon im Ernährungsteil: **Freiheit**, **Verantwortung** und ~~Genuss~~ **Spaß**. Sich frei zu bewegen. Dazu gehört, freie Entscheidungen zu treffen, wann, wie lange, mit wem, wie oft und wie Sie sich körperlich betätigen wollen.

Der Körper ist darauf ausgerichtet, sich zu bewegen, er ist ein Bewegungs- und kein Sitzapparat. Sie sind der „Eigentümer" Ihres Körpers und haben dafür Sorge zu leisten, dass dieser seine tägliche Dosis Bewegung erhält und optimal funktioniert.

Der Spaß darf nicht zu kurz kommen und ist ein ebenso bedeutender Faktor der Bewegung, denn die körperliche Betätigung muss Ihnen auch einen Mehrwert bieten. Einen Mehrwert, der über seinen biologischen Nutzen hinausgeht. Der Ihnen Momente der Freude schenkt und Sie mit Glück erfüllt.

Meine Aufgabe ist es, Ihnen zu zeigen, dass Bewegung Spaß macht und Ihnen zu erklären, wie Sie eine intrinsische Motivation entwickeln, Ihr Bewegungspensum mit Enthusiasmus zu steigern. Mit diesen Tipps, die im Bewegungsteil reichlich vorhanden sind, können Sie sich als auch Ihrer Gesundheit etwas Gutes tun.

Es liegt mir am Herzen, dass Sie diese Kapitel langsam und sorgfältig lesen, denn sie sind enorm relevant für Ihre Gesundheit. Wir beginnen mit dem größten Feind der Bewegung, der in unserer Gesellschaft weit verbreitet ist und Ihre Gesundheit gefährdet: Das Sitzen.

Sitzen ist Gift für Ihren Körper.

Es ist der Gesundheitskiller schlechthin und wir beginnen bereits im frühen Alter damit. Zuerst drücken wir die Schulbank - im Sitzen. Danach geht es beruflich für viele ins Büro - auf den Bürostuhl. Wieder sitzen. Auch privat passiert so einiges im Sitzen: Autofahren, Fernsehen, Essen, (dieses Buch schreiben) und so weiter. Spätestens wenn der Rücken schmerzt und die Beine schwer werden, muss man sich fragen, ob das ganze Sitzen denn gut für den Körper sein kann. Mediziner sind sich einig: Der Mensch ist aus evolutionären Gründen nicht für ständiges langes Sitzen auf dem Stuhl geschaffen. Er kann sich aber evolutionär daran anpassen.

Australische Mediziner veröffentlichten vor drei Jahren im European Heart Journal eine Studie, deren Dramatik viele von uns zum Handeln zwingen müsste. Sie kamen zu dem Ergebnis, dass die Verringerung der täglichen Sitz-Zeit zugunsten von Stehen oder Gehen positive Auswirkungen auf den Stoffwechsel und das Herz-Kreislaufsystem hat. Bei mehr als 700 Studienteilnehmern, wiesen die aktiveren Probanden nicht nur einen geringeren Bauchumfang und einen niedrigeren BMI (Body-Mass-Index) als die Vielsitzer auf. Im Durchschnitt waren sie auch weniger fett und durften mit einem längeren Leben und einer besseren Gesundheit rechnen.

Sitzen über längere Zeitspannen in statischen Haltungen führt in beinahe allen Fällen zu gesundheitlichen Problemen. Hintergrund ist die „eingefrorene“ Körpermuskulatur und die damit verbundene Verlangsamung des Stoffwechsels im gesamten Körper. Unzureichende Bewegung, was Sitzen nunmal ist, ist direkt verantwortlich für Fettleibigkeit, Diabetes, erhöhtes Risiko von Herz-Kreislauferkrankungen und Krebs. Die Lebenserwartung sinkt ungemein durch übermäßiges Sitzen. Laut amerikanischen Forschern verkürzen Menschen, die länger als sechs Stunden täglich sitzen, ihre Lebenserwartung um 20 Prozent, im Gegensatz zu denjenigen, die es nur vier oder weniger Stunden tun.

Es ist nicht verwunderlich, dass Sitzen deshalb immer häufiger als das neue Rauchen bezeichnet wird. Sitzen ist nämlich besonders schädigend für einen unserer wichtigsten Körperteile, die Wirbelsäule.

Auch Ihre Muskulatur sowie Ihre Körperhaltung im Allgemeinen leiden unter ständigem Sitzen auf dem Stuhl. Es ist bekannt, dass Muskeln, die der Körper nicht braucht, abgebaut werden. Und davon sind beim Sitzen ganze Muskel*gruppen* betroffen. Insbesondere die Beinmuskulatur, unsere wohl wichtigste Muskelgruppe, wird schlaff und bildet sich zurück. Das hat folgenschwere Konsequenzen. Unser Körper ist auf stabile Beine angewiesen. Des weiteren kann eine unnatürliche Haltung, die viele beim Sitzen häufig einnehmen, zum Problem werden.

Beobachten Sie sich selbst und Ihre Mitmenschen. Ihnen wird sofort auffallen, dass sich viele, vielleicht Sie selbst eingeschlossen, beim Sitzen unnatürlich krümmen und eine den Rücken schädigende bucklige Haltung einnehmen. Ein nach vorne geneigter Kopf und verkrampfte Schultern bei der Bildschirmarbeit belasten die Muskulatur einseitig und führen nicht selten zu Schmerzen im Schulter- und Nackenbereich. Außerdem führt das Sitzen durch die gebeugte Haltung zu immensen Rückenproblemen. Im schlimmsten Fall wird durch eine unnatürliche Haltung übermäßig Druck auf Ihre Wirbelsäule ausgelöst und hat damit einhergehend langfristige negative Folgen für das zentrale Nervensystem, das in die Wirbelsäule eingelagert eingelagert ist.

Ich denke, ich habe Ihnen jetzt mehr als genug Angst eingejagt, um Ihnen den Spaß am Sitzen zu nehmen. Es fällt mir wahrlich nicht leicht, dieses Kapitel zu schreiben, während ich doch dabei sitze. Am liebsten würde ich sofort vom Stuhl hochschießen und mich nie wieder auf ihn setzen. Das gleiche Gefühl möchte ich auch bei Ihnen auslösen. Obgleich wir nicht vollkommen auf das Sitzen verzichten können, ist es doch möglich gesünder zu sitzen und die Zeit, in der wir sitzen, zu minimieren. Wie? Indem wir die richtigen Maßnahmen ergreifen, die die schädigende Wirkung auf unseren Körper durch das zu lange Sitzen abschwächen oder gar ganz neutralisieren können. Dafür müssen wir, so banal es klingt, weniger sitzen.

Welche Praxistipps können Ihnen helfen, weniger zu sitzen?

Dazu habe ich mir die fünf besten Beispiele herausgesucht, die jeder, der zu viel sitzt, ob auf der Arbeit oder im Privaten, sofort und unkompliziert umsetzen kann.

- Fahren Sie mit dem Fahrrad zur Arbeit. Alternativ können Sie auch eine Bus- oder Bahnhaltestelle früher aussteigen und den Rest zu Fuß gehen. Gleiches können Sie tun, wenn Sie mit dem Auto unterwegs sind. Parken Sie etwas früher als sonst und die gehen Sie den Rest der Strecke zu Fuß.

- Auf der Arbeit regelmäßig die Sitzposition wechseln. Telefongespräche können Sie im Stehen führen, dabei entsteht sogar ein positiver Nebeneffekt: Die Tonlage Ihrer Stimme klingt selbstbewusster. Suchen Sie aktiv nach Bewegungsmöglichkeiten. Schauen Sie persönlich bei Ihrem Kollegen vorbei, anstatt ihm eine E-Mail zu schreiben. Und, von heute ersetzt das Treppenhaus den Aufzug.

- In den Pausen spazieren gehen, nach dem Essen einen Verdauungsspaziergang machen.

- Den Feierabend nicht nur liegend auf der Couch verbringen, sondern einen Ausgleich suchen, indem Sie hin und wieder Sport treiben oder einen weiteren Spaziergang machen. Wenn das nichts für Sie ist, können Sie bei sich zuhause aufräumen oder sich im Garten betätigen. Hauptsache irgendwas mit aktiver Bewegung!

- Nach Möglichkeiten suchen, um das Sitzen zu vermeiden. Im Bus oder in der Bahn können Sie stehen. Unterbrechen Sie von Zeit zu Zeit lange Sitzphasen. Falls es um Ihren Rücken besonders kritisch ist, können Sie Zuhause oder auf der Arbeit einen Stehschreibtisch installieren. Immer häufiger übernimmt die Krankenkasse bzw. der Arbeitgeber die anfallenden Kosten.

- Sie können auch „gesünder" sitzen, indem Sie eine aufrechte Haltung einnehmen, die Schultern nach hinten fixieren und die Füße auf den Boden stellen. In dieser Position belasten Sie Ihre Wirbelsäule nicht mehr so stark und vermeiden Haltungsprobleme.

***

Sie sind jetzt mit dem schlechten Einfluss des Sitzens auf Ihren Körper vertraut und haben nun die richtigen Methoden an die Hand bekommen, diese negativen Auswirkungen zu minimieren, indem Sie aktiv werden. Kommen Sie in Bewegung und verabschieden Sie sich (hin und wieder) vom Stuhl. Sie werden das Sitzen nicht vollständig vermeiden können und das erwartet auch keiner von Ihnen. Versuchen Sie lediglich, Ihre Sitzdauer zu reduzieren und regelmäßige „Sitzpausen" in Ihrem Alltag zu etablieren. Es wird Ihrem Körper wohltun, wenn Sie weniger sitzen und häufiger einen Ausgleich suchen - regelmäßige Spaziergänge sind die wohl beste Methode hierfür.

Sie mögen es schneller? Laufen Sie!

Jeder kann laufen. Und viel wichtiger: Jeder kann davon profitieren. Denn Laufen trainiert das Herz-Kreislauf-System, kräftigt Muskeln, Sehnen, Bänder und Gelenke, stärkt das Immunsystem und regt das Gehirn zu mehr Leistung an. Es fördert den Stoffwechsel, verjüngt den Körper und sorgt für gute Laune. Das Beste daran ist, um sich gut zu fühlen und etwas für Ihre Gesundheit zu tun, müssen Sie nicht einmal besonders weit laufen, und schnell müssen Sie gar nicht unbedingt sein!

Beim Laufen handelt es sich, anders als beim Spazieren, um eine sportliche Betätigung. Unter Laufen respektive Joggen versteht man das Dauerlaufen einer festgelegten Strecke bzw. einer festgelegten Zeitspanne. Dabei bestimmen Sie selbst, ob Sie schnell oder langsam laufen. Wichtig ist jedoch, dass Sie nicht in gemächliches Gehen verfallen, sondern sich wirklich laufend fortbewegen. Unser Körper ist genetisch darauf programmiert, täglich mehrere Kilometer zu laufen (unsere Vorfahren waren begeisterte Läufer. Sie hatten zumindest keine andere Wahl).

Meine Idee ist, in diesem Kapitel das Thema Laufen präzise zu beleuchten, für alle, die einfach laufen oder joggen möchten, einfach weil sie etwas für ihre Gesundheit tun wollen. Das Laufen wird hier so dargestellt, wie Laufen eben ist: einfach!

Seien wir mal ehrlich. Dieser ganze Hype ums Laufen, der sich in den letzten Jahren hervorgetan hat und sich nur um Leistung und Wettbewerb dreht, schreckt viele ab, besonders diejenigen, die doch nur ganz normal Joggen wollen. Gerade diesen Menschen möchte ich dieses Kapitel widmen. Lassen Sie sich nicht von Leistungsdruck oder anderen schnelleren Läufern abschrecken. Laufen Sie, weil es Ihnen Spaß macht.

Zu den Vorteilen: Laufen beeinflusst unseren Organismus auf vielerlei vorteilhafte Art und Weise. Körper, Geist und Seele tragen allesamt großen Nutzen, wenn wir aktiv und mit Freude laufen. Es macht gesund, es entspannt und hebt die Stimmung. Konkret: Die allgemeine Leistungsfähigkeit und die Wachsamkeit werden gefördert. Wollen Sie also Ihr biologisches Alter und Ihr Körpergewicht senken (oder halten), Blutwerte unter Kontrolle halten und den Kopf frei bekommen, dann sollten Sie es in Erwägung ziehen, regelmäßig zu laufen.

Für jeden gibt es das passende Programm. Auch für Sie. Wer nach einer Krankheit, einer langen Bewegungspause oder mit Übergewicht einsteigen möchte, beginnt mit einer ganz sanften Form des Laufens: Die Fitness wird gesteigert und der Körper gewöhnt sich langsam aber beständig an die Bewegung, ohne Sehnen und Bänder überzustrapazieren. Dies gilt auch für diejenigen, die noch nie gelaufen sind.

Sollten Sie bereits eine gewisse Fitness aufgebaut haben, gehen Sie zum moderaten Dauerlauf über. Daran kommt kein richtiger Sportler vorbei. Das moderate Laufen über eine gewisse Distanz ist deshalb auch für Leistungsathleten unerlässlich.

Das Intervalltraining ist für ambitionierte und erfahrene Freizeitläufer geeignet. Es ist eine Methode, neue Anreize zu setzen und die Leistung nochmals zu steigern. Besonders für eine Wettkampfvorbereitung sollte das Intervalltraining in Betracht gezogen werden.

Beim Joggen ist kein spezielles Equipment nötig, Laufschuhe und Sportkleidung reichen aus. Unerfahrene Läufer sollten jedoch folgendes beachten: Laufen Sie nicht sofort mehrere Kilometer am Stück. Fünf bis zehn Minuten tägliches Laufen können der Gesundheitssteigerung bereits einen beträchtlichen Schub geben.

Der eigentliche Zweck regelmäßigen Joggens ist allerdings, die Fitness zu erhöhen und die Ausdauer zu verbessern. Haben Sie bisher keinen Sport gemacht, eine längere Pause eingelegt, leiden an Übergewicht, haben Herzprobleme oder sind Sie über 35 Jahre alt, sollten Sie sich vorher unbedingt von einem Arzt gründlich durchchecken lassen. Sie müssen sich schließlich vollends sicher sein, dass Sie mit dem Laufen beginnen können, ohne unnötige Risiken einzugehen, wenn Sie noch nicht über eine optimale Gesundheit verfügen.

Lassen Sie sich Zeit, wenn Sie noch unerfahren sind. Es kommt häufig vor, dass gerade Anfänger ihre Ausdauer nicht richtig einschätzen und sich dann wundern, dass es „nicht läuft". Beim Laufen besteht die Gefahr, seinen Bewegungsapparat zu überlasten und Verletzungen zu riskieren. Setzen Sie sich für den Anfang kein zu großes Ziel. Starten Sie nicht sofort mit einem Marathon, sondern laufen Sie ganz entspannt die ersten Schritte, ohne der Erschöpfung nahe zu kommen. Sie brauchen niemandem etwas zu beweisen. Es geht beim Laufen nicht um Geschwindigkeit, nicht darum gut auszusehen oder besser zu sein als die anderen. Es geht beim Laufen einfach darum, seinem Körper ein elementares Grundbedürfnis zu erfüllen.

Wie sollte man also vorgehen, wenn man mit dem Laufen anfangen möchte?

Ein lockerer Start, ebenso wie ein Wechsel aus Laufen und Gehen ist ratsam. Die Lauf-Abschnitte können Sie wöchentlich steigern. Das gibt Muskeln, Sehnen, Bändern und auch der Kondition eine Chance, sich auf die Belastung einzustellen. Ebenso klug ist es für Einsteiger, die Lauf-Einheiten nicht in Kilometern, sondern in Minuten zu messen. Am Anfang ist weniger die Laufdistanz, als die Laufdauer von entscheidender Bedeutung. Damit gewährleisten Sie, dass Sie sich nicht überanstrengen, weil Sie dadurch einen klaren Überblick über Ihr Leistungsvermögen haben. Joggen Sie lieber 15 Minuten in einem angemessenem und ruhigen Tempo - wie wenn Sie sich zwei Kilometer abmühen und von Übelkeit überfallen werden und erschöpft umkippen.

***

Sie sind ehrgeizig und sind lieber schnell als langsam? Versuchen Sie es mit dem systematischen Aufbau Ihrer Ausdauer, indem Sie regelmäßig nach einem Plan laufen und mehr und mehr an Ihre Grenzen gehen. Setzen Sie sich kurz- und langfristige Ziele, wenn Sie messbare Erfolge erreichen und Ihr Durchhaltevermögen trainieren möchten. Der große Vorteil ist, dass Sie Ihre Fortschritte im Lebensbereich Bewegung durch höhere Laufziele klar messen können. Sie steigern Ihre Leistung über einen längeren Zeitraum und können diese Steigerung nachverfolgen. Es ist wahrlich ein gutes Gefühl, wenn Sie heute in moderatem Tempo 15 Minuten täglich laufen, sich hocharbeiten und eines Tages fünf Kilometer am Stück laufen.

Der Antrieb des Laufens hat vielen Menschen geholfen, Motivation und Selbstvertrauen aufzubauen. Sie werden einen erfrischenden Ausgleich vom Alltag darin finden. Allein schon die Disziplin, regelmäßig zu laufen und solche Ziele überhaupt in Angriff zu nehmen, verdient höchsten Respekt. Dafür müssen Sie aber auch loslegen - wenn Sie es bereits tun: Respekt und weiter so!

Ansonsten: Machen Sie noch heute Ihre ersten Schritte in eine sportliche Zukunft. Laufen ist dabei eine Option, die Sie in Betracht ziehen sollten. Ausprobieren sollten Sie es auf jeden Fall. Achten Sie auf die richtige Ausführung und überanstrengen Sie sich nicht. Wenn es Ihnen gefällt, bleiben Sie dran. Haben Sie die ersten Läufe und die Erschöpfung erst einmal überwunden, werden Sie vielleicht Ihr persönliches Glück im Laufsport finden und mit der Zeit eine eiserne Disziplin entwickeln, die in allen Lebenslagen von Vorteil sein kann.

Drei prägnante Tipps habe ich für Sie, wie Sie die Motivation zum Laufen dauerhaft aufrecht erhalten. Diese Strategien helfen Ihnen, langfristig am Ball zu bleiben und regelmäßig zu laufen.

1. **Verabreden Sie sich mit Freunden**
   Damit gewährleisten Sie, dass eine Verpflichtung eingehen. Diese Verpflichtung haben Sie einzuhalten, Sie wollen doch nicht etwa Ihren Laufpartner alleine im Regen stehen (oder vielmehr laufen) lassen! Außerdem macht gemeinsames Laufen sowieso mehr Spaß. Sie können sich unterhalten und gegenseitig motivieren.

2. **Feste Zeiten/Routine**
   Legen Sie Zeiten fest, an die Sie sich gewissenhaft halten, auch wenn Ihnen nicht danach ist. Machen Sie es zu einer Gewohnheit. Sie können es so sehen: Sie haben dann auch festgelegte Zeiten, an denen Sie nicht laufen müssen!

3. **Der „5-Minuten-Trick“**
   Sollte es mal ganz kritisch um Ihre Motivation sein, nehmen Sie sich vor, nur fünf Minuten zu laufen. Wenn Sie nach den fünf Minuten Laufen weiterhin keine Lust haben, können Sie guten Gewissens nachhause gehen. Schließlich haben Sie Ihre fünf Minuten eingehalten! Ich garantiere Ihnen aber, das wird so gut wie nie passieren. Einmal umgezogen und losgelaufen, werden Sie Ihren gewohnheitsgemäßen Lauf auch durchziehen. Wie von alleine.

Neben dem Laufen gibt es noch andere interessante Sportarten, die es sich auszuprobieren lohnt. Ballsportarten wie Fuß-, Volley- oder Basketball erfreuen sich nicht zu Unrecht solcher Beliebtheit, weil Sie einerseits Spaß bereiten, der Gesundheit wohltun und Menschen zusammenbringen. Mit Freunden aktiv zu sein ist unterhaltsam und hat entsprechend positive Auswirkungen auf Körper und Seele. Jede Art von Sport ist im Prinzip gut für Ihren Körper und Ihre Gesundheit, solange Sie das richtige Maß finden und halten. Das Wichtigste ist, dass die Intensität der Sportart Ihrem Leistungsvermögen entspricht. Wie bereits angedeutet, sollten Sie nicht an der Tour de France teilnehmen oder einen Marathon laufen, wenn Sie nicht über die nötige Kondition verfügen.

Grundsätzlich, und das gilt sowohl für Anfänger als auch für Fortgeschrittene, sind jeden zweiten Tag ein bis zwei Stunden moderate körperliche Anstrengung ein guter Richtwert. Versuchen Sie, diesen Richtwert weitestgehend einzuhalten.

Gewichte machen Sie stark.

Krafttraining ist für jeden sinnvoll, egal ob jung oder alt, dick oder dünn, sportlich oder unsportlich; das ist meine tiefste Überzeugung. Ich selbst trainiere seit meiner Jugend mit Gewichten und wünsche mir, mehr Menschen würden Krafttraining für sich entdecken. Denn überlegen Sie einmal: Was brauchen Sie, um sich *bewegen* zu können? Richtig, Muskeln. Ohne eine stabile Muskulatur geht gar nichts. Wir bewegen uns, *weil wir Muskeln haben*, ganz einfach. Von deren Kraft hängt es unter anderem ab, ob Sie den Alltag als körperlich belastend oder als angenehm erleben, ob der Rücken schmerzt oder nicht, und wie fit Sie sich fühlen.

Weil es zumeist Sportler sind, die Krafttraining betreiben, haben viele, wie auch vom Laufen, ein falsches Bild vom Krafttraining. Es ist ein weit verbreiteter Irrtum, dass Krafttraining nur etwas für aufgeblasene Bodybuilder sei. Krafttraining ist aber nicht zwangsläufig Bodybuilding. Krafttraining ist vielmehr der Aufbau und die Pflege des Bewegungsapparats zur Erhaltung seiner Funktionsfähigkeit.

Werner Kieser, dem Gründer der Fitnessstudiokette Kieser-Training, ist eine gute Definition gelungen: *»Krafttraining ist ein rationelles Mittel zur Erhöhung der körperlichen Leistungsfähigkeit. Es ist auch nicht eine Ergänzung sportlicher Betätigung, sondern deren Grundlage.«*

Nicht nur für alle Sportarten, auch im Alltag benötigen wir Muskelkraft. Ohne kräftige Knochen und eine stabile Muskulatur könnten wir gar nichts machen. Wir hätten keine Kontrolle über unseren Körper und würden einem Pudding ähneln. Eine solide Muskulatur ist die Voraussetzung für einen aktiven und energetischen Körper sowie das beste Mittel für eine langanhaltende Gesundheit.

Körperkraft ist also weitaus mehr als die Fähigkeit, möglichst viele Gewichte zu stemmen. Körperkraft stärkt den Geist und lässt uns die schwierigen Aufgaben des Lebens besser bewältigen. Nicht nur unsere Muskelkraft profitiert, sondern auch Widerstandskraft, Willensstärke und damit unsere Motivation, die Herausforderungen des Lebens anzupacken.

Muskeln werden nicht stärker, wenn wir uns bewegen. Beim Laufen werden beispielsweise keine Muskeln aufgebaut. Oder haben Sie etwa schon einen Bodybuilder gesehen, der seinen Körper nur durch Laufen geformt hat? Ein großes Problem, dass ich bereits beschrieben habe, ist, dass wir uns in unserer heutigen Zeit zu wenig bewegen. Man könnte von einem Bewegungsmangel sprechen.

Weitaus schlimmer ist jedoch, dass vielen nicht nur die Bewegung fehlt, sondern auch die Muskel- und damit einhergehend die Widerstandskraft. Widerstandskraft, die uns dabei dient, die schwierigen Aufgaben im Leben besser zu meistern. Mit Bewegung, wieder nehmen wir das Laufen als geeignetes Beispiel, leisten wir nur wenig Widerstand - im Grunde widersetzen wir uns nur der Schwerkraft.

Unser Körper braucht eine gewisse Stabilität. Um das zu erreichen, müssen wir unsere Muskelkraft stärken. Sie können definitiv große Fortschritte in Bezug auf Ihre Fitness und Gesundheit erreichen, wenn Sie an Maschinen und mit Gewichten trainieren und gegebenenfalls Bodyweight-Übungen machen.

Was den Widerstand betrifft: Beim Krafttraining trainieren wir unsere Widerstandskraft. Erst durch Widerstand werden wir stark. Das Training an Maschinen und mit Gewichten erlaubt es uns, den Widerstand exakt zu dosieren, seinen Verlauf zu steuern, Fortschritte klar zu erkennen und zu protokollieren.

Sicher, Krafttraining ist weder besonders unterhaltsam noch ist es abwechslungsreich. Warum betreiben es dann so viele? Weil es effektiv ist. Sie werden keinen anderen Weg finden, mit dem Sie derart tiefgreifende Veränderungen Ihres Körpers erzielen.

Gesundheitsorientiertes Krafttraining verbessert Ihr Leben maßgeblich. Es verleiht Ihnen mehr Kraft - Kraft für den Tag, Kraft für Ihr Leben. Im jungen Alter schaffen Sie sich mit einer ausgeprägten Muskulatur eine solide Basis und gewinnen Energie, weil Sie Sport treiben und Ihre Muskelkraft stetig verbessern (Sie werden außerdem attraktiver). Auch im hohen Alter bietet Krafttraining viele Vorteile für Sie. Sie verlangsamen den Alterungsprozess von Körper und Geist, indem Sie Ihre Muskulatur aufrecht erhalten.

Krafttraining bietet darüber hinaus weitere Nutzen. Ihre Körperhaltung wird verbessert. Eine schlechte Haltung ist nämlich (fast) immer das Ergebnis unausgeglichener und unterentwickelter Muskeln. Das kann langfristig hohe gesundheitliche Schäden verursachen. Im Alltag beanspruchen wir unsere Muskeln nicht ausreichend, und können so nicht das volle Potenzial unserer Muskelkraft ausschöpfen. Aufgrund von Fehlhaltungen, insbesondere dem Sitzen, destabilisieren wir vor allem den Rücken. Krafttraining ist eine Option, die man unbedingt in Betracht ziehen sollte, wenn man an einem stabilen Rücken und einer guten Gesundheit interessiert sind.

Mit richtigem Krafttraining werden Sie langfristig die Muskeln straffen und Ihre Figur präsentabel machen. Aber Achtung: Die Ergebnisse kommt nicht über Nacht. Es erfordert Langzeitdenken und harte Arbeit. Bis sichtbare Unterschiede festzustellen sind, kann es ein halbes Jahr oder mehr dauern.

Ein positiver Nebeneffekt dessen ist, dass Sie dadurch wie von alleine gelassener und selbstsicherer werden. Und diese Selbstsicherheit wird ganz natürlich von innen heraus kommen. Unter anderem deswegen, weil Sie Ihren Rücken stabilisieren und wie von alleine eine aufrechte Haltung einnehmen.

Sollten Sie Rückenbeschwerden haben, ist das keine Ausrede dafür, nicht mit Gewichten zu trainieren. Es ist sogar vielmehr ein Grund, anzufangen! Denn 80 Prozent der Rückenbeschwerden sind auf eine schwache Rückenmuskulatur zurückzuführen. Die einzige wirksame Maßnahme zu Vorbeugung und zur Therapie von Rückenbeschwerden ist gezieltes Krafttraining. Vor allem die Älteren unter uns sollten dies beherzigen. Denn die Hauptursache vieler, nicht aller, Altersbeschwerden liegt im Verlust von Muskelmasse und Knochengewebe. Infolgedessen nimmt die Kraft ab, die Kontrolle über den Körper geht verloren, Knochen werden brüchig... Mit optimalen, gesundheitsbewussten Krafttraining bleibt die Kraft den Muskeln, sprich dem Körper erhalten und daraus resultiert wichtige Lebensenergie.

Besonders entscheidend ist aber, das Sie folgendes wissen. Ihr Muskel wird nicht **während** der Übung respektive des Trainings stärker. Es ist zwar der Reiz, der ihn dazu veranlasst, zu wachsen, das Wachstum passiert allerdings in der Regeneration, nach dem Training. Sie brauchen die richtige Zeitspanne an Regeneration. Das gilt für alle Sportarten, insbesondere aber für das Krafttraining.

Unser Muskelgewebe muss angerissen werden, damit es mit Wachstum reagiert. Eine Schwächung des Muskels durch einen ungewohnt hohen Reiz bewirkt, das der Muskel wächst. Diese Reaktion braucht aber Zeit. Seien Sie sich im Klaren darüber, dass kürzere Trainingspausen nicht zwangsläufig zu mehr Muskelwachstum führen und im Zweifel Ihrer Gesundheit schaden können. Eine zu kurze Erholungszeit, das heißt zu häufiges Training mit zu kurzen Pausen zwischen den jeweiligen Einheiten hat zur Folge, dass die Muskeln nicht richtig regenerieren und auch der

Organismus leidet. Wählen Sie Ihre Sporteinheiten so, dass dazwischen immer mindestens ein (und höchstens drei Tage) liegen. Dann verzeichnen Sie auch den optimalen Muskelwachstum und stetigen Trainingsfortschritt.

Sie sollten die Belastung so wählen, dass Sie herausfordert, aber nicht überfordert. Ein Vorteil des Krafttrainings ist, dass Sie die Belastung perfekt anpassen können, indem Sie die Sätze, die Wiederholungen und das Gewicht variieren. Sie bestimmen die Trainingsintensität. Das richtige Maß ist entscheidend. Die Gewichte sollten weder zu leicht noch zu schwer sein. Sie sollten das Gewicht so auswählen, dass Sie mit ein wenig Aufwand zehn Wiederholungen schaffen und davon mindestens drei Sätze machen können. Genaueres werde ich an dieser Stelle nicht erläutern, da das Themengebiet viel zu umfassend ist, um es in einem Kapitel unterzubringen.

Leider sehe ich oft, dass viele Anfänger, aber auch Nicht-Anfänger den Fehler machen, dass sie zu früh die schweren Gewichte in Angriff nehmen. Die Motive dahinter sind mir fremd, ich vermute allerdings, dass es diesen Leuten darum geht, anderen zu imponieren und das eigene Ego zu stillen. Es ist nicht gesundheitsfördernd, mit falscher Ausführung zu versuchen 100 Kilo zu stemmen, um es irgendwem zu beweisen. Das sieht nicht nur gefährlich aus, das ist es auch. Man kann sich ernsthafte Verletzungen zufügen, wenn man falsch trainiert.

Außerdem ist es in meinen Augen weitaus beeindruckender, wenn jemand mit niedrigem Gewicht arbeitet und dabei auf eine schöne Ausführung Wert legt, als wenn er große Gewichte benutzt, und nicht auf die richtige Ausführung achtet. Ich versuche oft, diesen Leuten zu erklären, dass es besser für sie ist und sie weitaus mehr Resultate erzielen, wenn sie die Übung korrekt ausführen und dafür mit dem Gewicht runtergehen. In den allermeisten Fällen wurden meine Ratschläge erfreut beherzigt.

Wie dem auch sei: Beginnen Sie also mit leichteren Gewichten und lernen Sie erst, die Technik, bevor Sie progressiveren. Die korrekte Ausführung ist alles.

Ich wiederhole es noch einmal: Die Ergebnisse werden Sie erst nach einigen Wochen oder Monaten bemerken. Wichtig ist, dass Sie dranbleiben. Wer früh aufhört, kommt nicht weit. Beim Krafttraining brauchen Sie in erster Linie Geduld. Ohne Geduld werden Sie nicht weit kommen. Es gibt schon viel zu viele, die bereits nach wenigen Monaten oder gar Wochen aufhören zu trainieren, weil Sie keine Ergebnisse sehen und deshalb aufgeben. Damit bringen sie sich selbst um die Belohnungen, die das Krafttraining reichlich zu bieten hat. Darunter ein wohlgeformter Körper, eine stabile Muskulatur, eine langanhaltende Gesundheit und größere Lebensfreude.

Tun Sie sich selbst den Gefallen und fangen Sie an. Fangen Sie an und ziehen Sie es durch. Lassen Sie sich selbst keine Ausrede durchgehen und packen Sie es an. Es ist nie zu spät. Sie müssen sich nicht vorher in eine fitte Form bringen, um anfangen zu können. Die Fitness kommt, wenn Sie anfangen.

* * *

Wenn Sie jetzt daran interessiert sind, Krafttraining zu betreiben, so rate ich Ihnen, sich weiterführend mit Krafttraining auseinanderzusetzen und erst einmal das nötige Wissen dazu anzusammeln. Die richtige Ausführung ist nämlich das A und O für ein gesundes Krafttraining. Um die richtige Technik zu erlernen, ist es ratsam, Bücher zu lesen, die die Übungen mitsamt richtiger Ausführung bildhaft veranschaulichen. Besser noch, Sie schauen Videos im Internet, in denen Profis Ihnen die Bewegungsabläufe zeigen und im Idealfall vereinbaren Sie mit einem Personal Coach einen Termin im Fitnessstudio, der Sie bei den Übungen begleitet und Ihnen direktes Feedback gibt. Das Sich-Selbst-Beibringen mit Büchern und Videos ist relativ zeitaufwändig, aber durchaus effektiv. Und ein guter Personal Trainer wird Sie Geld kosten. Doch glauben Sie mir, dafür, dass Sie Ihren Körper vor unnötigen Verletzungen schützen und die Vorteile des Krafttrainings voll ausnutzen, weil Sie gelernt haben, die Übungen korrekt auszuführen, sind Geld und Zeit gut angelegt. Die investierte Zeit und das investierte Geld kriegen Sie hundertmal wieder raus, weil Sie Ihr Training effektiver gestalten. Es geht schließlich um Ihren Körper und um Ihre Gesundheit, da sollten Sie keine Kosten und keine Mühe scheuen.

Investieren Sie also in Ihre Kenntnisse, um die Übungen auch richtig ausführen zu können, sollten Sie sich dazu entschließen, mit dem Krafttraining anzufangen. Bücher, Videos, gegebenenfalls jemand, der Ihnen über die Schulter guckt - und die erwünschten Resultate werden folgen.

***

Krafttraining ist eine gute Methode, um eine bessere Gesundheit zu erreichen. Zwei- bis dreimal pro Woche sollten Sie trainieren gehen. Anderthalb Stunden sollten dem beigemessen werden. Auch für Vielbeschäftigte ist das machbar. Mit dem richtigen Zeitmanagement schaffen Sie es mühelos, das zu erreichen. Alternativ können Sie auch Fitnessübungen in Ihren Alltag einbauen. Bodyweight-Übungen können problemlos am Arbeitsplatz als auch zuhause ausgeführt werden. Wenn Ihnen die Zeit für das Fitnessstudio fehlt, können Sie immer noch Liegestütze oder Kniebeugen mit dem eigenen Körpergewicht ausüben. Wann und wo immer Sie wollen. Damit auch *Sie* von den positiven Auswirkungen des Kraftsports profitieren.

Der Schlüssel hierfür ist Momentum. Haben Sie einmal Momentum aufgebaut und drei bis vier Wochen Ihr Vorhaben gewissenhaft durchgezogen und sind regelmäßig ins Training gegangen bzw. haben Sport in Ihren Alltag integriert, etablieren sich die Sporteinheiten von alleine in Ihrem Wochenplan. Dafür müssen Sie, ich betone es noch einmal, auch anfangen. Fangen Sie an und gehen Sie diszipliniert an die Sache heran.

Wie entwickeln Sie diese Disziplin? Setzen Sie sich kurz-, mittel- und langfristige Ziele. Menschen lieben Vorsätze, weil diese nicht unbedingt eingehalten werden müssen. Ein Vorsatz ist nicht mehr als ein schwacher Wunsch, der in der Regel auch nur sehr vage ist (*»Ich sollte Sport machen…«*). Deshalb werden Neujahrsvorsätze so gut wie nie umgesetzt, zumindest langfristig nicht. **Ziele hingegen verpflichten, sind konkret und müssen umgesetzt werden.** Erstellen Sie einen Trainingsplan auf Basis eines bestimmten Ziels, das Sie selbst festgelegt haben und halten Sie diesen ein. Verpflichten Sie sich, bis zu einem festgelegten Zeitpunkt ein messbares Ergebnis zu erzielen. Mit der Vorgehensweise werden Sie gewiss mehr Ihrer Vorhaben umsetzen.

Warum Schwimmen so besonders ist.

Schwimmen ist sehr gesund. Sie werden wohl niemanden finden, der das bestreitet. Schwimmen stärkt die Muskeln und das Herz gleichermaßen. Es verbindet sozusagen die beiden Elemente, die Sie beim Laufen und Krafttraining getrennt trainieren. Laufen verbessert die Kondition ist gut für das Herz, während beim Krafttraining, wie der Name schon sagt, die Stärkung der Muskelkraft im Mittelpunkt steht. Schwimmen ist also die ideale Sportart für alle, die gleichzeitig ihre Kondition und ihre Muskeln trainieren möchten.

Beim Schwimmtraining werden nämlich sämtliche Muskelgruppen beansprucht, egal, ob Sie Brustschwimmen, Kraulen oder Rückenschwimmen. Brust, Rücken, Beine, Schultern, Arme, Bauch - ein allumfassendes Ganzkörpertraining eben. Sie können etwas für Ihre Muskulatur tun und belohnen sich selbst mit einem athletischen und definierten Körper.

Wer schon mal eine halbe Stunde wirklich zügig durchgeschwommen ist, weiß, dass Schwimmen durchaus sehr anstrengend sein kann. Schwimmen fordert immerhin den gesamten Körper. Die Muskeln, der Herz-Kreislauf und die Ausdauer werden trainiert, was sich auf die gesamte Gesundheit wohltuend auswirkt.

Im vorherigen Kapitel **Gewichte machen Sie stark** bin ich auf den wichtigen Aspekt des Widerstandes eingegangen. Schwimmen ist vor allem deshalb so effektiv, weil man sich durch den Widerstand des Wassers bewegen muss. Unser Körper muss schließlich gegen Widerstände ankämpfen, um an seine Grenzen zu kommen. Die richtige Ausführung ist auch beim Schwimmen entscheidend.

Die drei wichtigsten Techniken beim Schwimmen sind Ihnen vermutlich bekannt: Der Klassiker ist das Brustschwimmen, das den ganzen Körper beansprucht und jeden Muskel fordert.

Das **Brustschwimmen** ist ein großartiges Training für den gesamten Körper. Falls Sie vorhaben, längere Strecken oder über einen längeren Zeitraum zu schwimmen, so ist es empfehlenswert, hin und wieder kurze Strecken auf dem Rücken zu schwimmen.

Beim **Rückenschwimmen** werden der Kopf, der Nacken als auch der Rücken entlastet. So gehen Sie auf Nummer sicher und vermeiden im Zweifelsfall Krämpfe. Außerdem macht Rückenschwimmen Spaß.

Die dritte populäre Technik, das **Kraulen**, ist vor allem für die geübten und fitten Schwimmer unter uns geeignet. Beim Kraulen benötigt man mehr Kraft und es erfordert eine höhere Ausdauer. Hierbei steht eine höhere Geschwindigkeit im Vordergrund.

Wie in den vorherigen Kapitel bereits erwähnt, gilt auch beim Schwimmen: Bitte nicht übertreiben. Wer mit dem Schwimmen anfängt oder lange keinen Sport mehr gemacht hat, sollte langsam beginnen und sich nach und nach steigern. Leider haben sich viele im Laufe der Jahre eine falsche Technik angeeignet. Das wirkt sich nicht nur auf die Geschwindigkeit aus, sondern belastet unnötig den Körper. Machen Sie sich schlau, wie man die Technik richtig ausführt. Bücher, Videos, Coaches...

Mein Ratschlag an Sie ist, mit derjenigen Schwimmtechnik zu arbeiten, die Ihrem Trainingsniveau entspricht und die Ihnen am meisten Spaß macht. Anfänger sollten immer mit dem Brustschwimmen beginnen, und sich dann nach und nach ans Rückenschwimmen herantasten. Das komplexere Kraulen empfehle ich Ihnen nur, wenn Sie über gute bis sehr gute Fitness verfügen.

Denn ganz gleich, für welche Technik oder für welchen Stil Sie sich beim Schwimmen entscheiden, solange Sie auch hier auf die korrekte Ausführung und auf eine angemessene Intensität achten, tun Sie sich und Ihrer Gesundheit etwas Gutes. Es ist ein wunderbares Gefühl, im Wasser zu schweben und sich darin fortzubewegen. Wir fühlen uns sehr wohl dabei (die meisten zumindest).

Zum Abschluss habe ich für Sie sechs Gründe zusammengefasst, warum es sich lohnt, regelmäßig zu schwimmen.

- Schwimmen ist ein Training für den gesamten Körper, bei dem alle großen Muskelgruppen gefordert werden. Es stärkt sowohl Rumpf als auch Arme und Beine.

- Es stärkt das Herz-Kreislaufsystem (im Übrigen tut das jede Sportart). Ein starkes Herz ist ein essenzieller Faktor für eine stabile Gesundheit.

- Wenn Sie im kühlen Wasser schwimmen wird der Stoffwechsel angekurbelt.

- Beim Schwimmen werden Gelenke und Bänder geschont. Die Belastung für die Gelenke ist 90 Prozent geringer als zu laufen!

- Die Kondition und damit einhergehend auch die Leistungsfähigkeit Ihres Körpers profitiert maßgeblich von der Bewegung im Wasser.

- Sie verbrennen viele Kalorien. Eine halbe Stunde Schwimmen entspricht etwa einer Stunde Fitnesstraining an Land. Der Wasserwiderstand sowie die Anpassung der Körper- an die Wassertemperatur ist dafür verantwortlich. Um die Körpertemperatur zu regulieren, muss Energie aufgewendet werden. Schwimmen eignet sich deshalb besonders gut, um Gewicht abzunehmen und Fett abzubauen.

Noch einmal zum Aspekt des Abnehmens. Weil wir im Wasser nur ein Siebtel unseres Körpergewichts tragen müssen, ist Schwimmen sehr gut geeignet für übergewichtige Menschen. Anders als Laufen ist Schwimmen, wie wir bereits festgestellt haben, schonender für die Gelenke. Für Menschen, die mit Übergewicht zu kämpfen haben, ist das ideal, weil ihre Gelenke, Bänder und Sehnen beim Laufen übermäßig belastet werden.

***

Bringen wir es auf den Punkt. Schwimmen ist eine tolle Alternative zum Laufen und zum Fitnessstudio. Sie können im Schwimmbad Ihre Gesundheit besonders gut in die richtigen Bahnen lenken. Das Gute ist, dass die meisten (guten) Schwimmbäder mehr bieten, als nur ein Becken. Zumeist haben Sie dort auch einen Fitness- und oder einen Wellnessbereich. Gerne können Sie Ihren Schwimmbadbesuch mit ein wenig Wellness abrunden und nach einer intensiven Schwimmeinheit relaxen. Außerdem bieten viele Schwimmbäder Aqua Kurse an, welche besonders geeignet sind für diejenigen, die etwas älter sind oder mit Übergewicht zu kämpfen haben.

Alles in allem: Gehen Sie hin und wieder schwimmen und genießen Sie das Wassers. Einmal in der Woche können Sie vor oder nach der Arbeit das Schwimmbad besuchen. Das ist durchaus im Bereich des Möglichen. Eine Stunde moderates Schwimmen ist dabei ein guter Richtwert. Die vielfältigen Angebote (Wellness, Sauna, Spa) eines guten Schwimmstudios sollten Sie auf jeden Fall in Betracht ziehen, wenn Sie gelegentlich eine Auszeit benötigen und Kraft tanken möchten.

Das Fahrrad ist mehr als ein Transportmittel.

Warum hilft Radfahren der Gesundheit so sehr? Nach dem Lesen der vorherigen Kapitel sollte das für Sie bereits auf der Hand liegen. Wie bei so gut wie jeder Form der körperlichen Betüchtigung hat das Radfahren vielerlei positive Auswirkungen auf Ihr gesamtes Wohlbefinden. Da es sich hierbei um eine Ausdauer-„Sportart" handelt, stärkt es Herz und Kreislauf, verbrennt Fett und baut Stress ab.

Es macht Spaß, es ist schnell, es hält gesund und es ist nachhaltig für die Umwelt.

Langfristig gesehen hat das Fahrradfahren natürlich große Vorteile, für Sie und für Ihre Gesundheit.

Bei einer britischen Studie wurde eine interessante Entdeckung gemacht: Forscher der Universität Glasgow haben über einen Zeitraum von fünf Jahren insgesamt 250.000 Pendler in Großbritannien beobachtet. Davon verstarben im Laufe der Studie 2.430. Bei 3.748 wurde Krebs diagnostiziert, 1.110 von ihnen hatten Herzprobleme.

Die Wissenschaftler stellten dabei fest, dass die Pendler, die wöchentlich drei Stunden Fahrrad fuhren, eine um 40 Prozent niedrigere Sterberate vorwiesen als diejenigen, die sich nur gelegentlich oder gar nicht aktiv *fort*bewegten. Grundsätzlich galt: Je länger die Strecke und je größer das Pensum, desto größer der Vorteil, der selbstverständlich über die Verringerung der Sterberate weit hinausging.

Das will natürlich nicht heißen, dass Sie 40 Prozent länger leben oder die zuvor angeführten Methoden im Bewegungsteil dieses Buches durch das Radfahren zu ersetzen sind. Worauf die schottischen Wissenschaftler (und ich) hinweisen möchten, dass wir eben jene Distanzen, die wir täglich oder wöchentlich zurücklegen müssen, lieber mit einem aktiven Transportmittel wie dem Fahrrad zurücklegen sollten, anstatt mit dem Auto oder der Bahn zu fahren.

Das Fahrradfahren ist eine hervorragende Alternative zum Auto. Erstens, weil es im Vergleich sehr viel gesünder ist Fahrrad zu fahren als Auto zu fahren. Zweitens sparen Sie Benzinkosten und drittens schonen Sie das Klima.

Das Schöne am Fahrradfahren ist, dass wir uns an der frischen Luft bewegen und aktiv sind. Das Radfahren ist eine unkomplizierte Möglichkeit, unserem Alltag mehr Bewegung zu verleihen und ist nebenbei einfach ein tolles Fortbewegungsmittel. Ob zur Arbeit, oder aber auch zum Supermarkt - das Fahrradfahren ermöglicht uns, solche Distanzen auf gesundem und nachhaltigen Wege zurückzulegen und auf Auto, Bus und Bahn zu verzichten. Insbesondere bei mittellangen Strecken sollten Sie das Fahrrad benutzen. Es ist zeitsparender, als zu Fuß zu gehen und anders als das Autofahren auch gut für Ihre Gesundheit. Vor allem bringen Sie ihren Körper auf Trab, wenn Sie regelmäßig auf die Pedale steigen. Rufen Sie sich erneut ins Gedächtnis, dass Fahrradfahren Ihr Herz-Kreislauf-System stärkt, eine effektive Methode ist, um (Ihr) Fett abzubauen, Ihre Muskeln und Lunge kräftigt und sich positiv auf Ihre Stimmung auswirkt.

Sie erhalten sprichwörtlich mehr Energie, wenn Sie mit dem Fahrrad fahren. Vor allem, wenn Sie mit dem Rad zur Arbeit kommen.

In dicht besiedelten Gebieten ist es heutzutage häufig so, dass wir mit dem Fahrrad schneller ans Ziel kommen als mit dem Auto beziehungsweise mit öffentlichen Verkehrsmitteln. Seit dem Ausbau der Fahrradwege vor allem in den Städten ist das Auto nicht mehr das schnellste Fortbewegungsmittel. Bei Strecken von zwei bis vier Kilometern im urbanen Raum unterscheidet sich die Fahrtdauer zwischen Auto und Fahrrad kaum noch. Bei kurzen

Strecken ist man mit dem Fahrrad sogar schneller. Wenn man dazu noch die Parkplatzsuche berücksichtigt, dann könnte man behaupten, das Auto ist nicht nur eine Benzin- sondern auch eine Zeitschleuder. Umgekehrt bedeutet das für das Fahrrad: Es spart nicht nur Benzinkosten, sondern spart oftmals auch Zeit. Ach ja, und dass es der Gesundheit wohltut, versteht sich eigentlich von selbst.

***

Steigen Sie, so oft es geht, auf Ihr Fahrrad und Sie werden merken, dass Sie unter Umständen die gleiche Strecke in gleicher, wenn nicht gar kürzerer Zeit zurücklegen. Außerdem kann Fahrradfahren ähnlich beruhigende Effekte haben wie das Spazierengehen, dass Fahrradfahren gesund ist, steht außer Frage.

Die Macht des Spazierengehens.

Erinnern Sie sich daran, wann Sie das letzte Mal einen richtigen Spaziergang gemacht haben? Damit meine ich explizit einen echten Spaziergang. Einen Gang an der frischen Luft, bei dem Sie einfach nur Umgebung wahrgenommen haben.

Wenn Ihr letzter Spaziergang bereits eine Weile zurückliegt, ist das angesichts unserer heutigen, immer schneller werdenden Welt, nichts Ungewöhnliches. Wer braucht Spaziergänge denn noch? Es fehlt der Sinn, es fehlt die Unterhaltung, es fehlt das Ergebnis - Spazierengehen passt einfach nicht mehr in unser heutiges Informationszeitalter. Das ist was viele denken. Es biete uns schließlich nichts. Die meisten wollen möglichst produktiv sein und keine Minute des Tages ungenutzt verstreichen lassen. Selbst kurze Pausen werden mit Telefonaten, der Beantwortung von Emails und Handyspielen gefüllt. Einfach „nichts" tun? Zeitverschwendung! Das Spazierengehen? Total unnötig. So empfinden das viel zu viele Menschen. Und das vollkommen zu Unrecht!

Denn Spazierengehen ist eine der erholsamsten Tätigkeiten, die wir ausüben können. Es kann unser Leben maßgeblich bereichern, wenn wir regelmäßig an der frischen Luft unterwegs sind - ohne unbedingt einen Supermarkt, die Post oder das Kaufhaus ansteuern zu müssen. Spazierengehen hat fast schon magische Auswirkungen auf Körper und Geist. Die einfachsten Lösungen sind oftmals die besten. Und so verhält es sich auch in Sachen Bewegung. Wir brauchen nicht fünfmal die Woche ins Fitnessstudio zu gehen oder einen Marathon zu laufen, um gesünder zu werden. Spazierengehen ist die einfachste Möglichkeit, wenn es um eine nachhaltige und lang anhaltende Gesundheit geht. Es ist die mit Abstand einfachste, preiswerteste und flexibelste Form der körperlichen Aktivität, die man sich vorstellen kann. Sie benötigen dazu keine besondere Ausrüstung und müssen sich auch nicht an einen bestimmten Zeitplan halten. Wenn Sie wollen, können Sie jederzeit losgehen – ob morgens um sechs oder nachts um zwölf (mein persönlicher Favorit sind Spaziergänge am Abend, wenn die Sonne untergeht). Auch können Sie jederzeit aufhören und wieder nachhause gehen.

Bereits 30 Minuten Spazierengehen am Tag haben erstaunliche Auswirkungen auf Ihre Gesundheit und Ihren Körper.

Regelmäßiges Spazierengehen (30 Minuten täglich) ...

- aktiviert die Ausschüttung von Glückshormonen
- baut Stress ab und macht Sie heiter und wach
- stärkt Ihr Immunsystem
- verbessert die Herzgesundheit und senkt Bluthochdruck
- reduziert Depressionen und Angstzustände maßgeblich
- fördert die Sauerstoffzufuhr
- verringert das Diabetes-Risiko
- kräftigt Ihre Muskulatur und macht Gelenke belastbarer
- halbiert das Alzheimerrisiko
- lindert Gelenk- und Rückenschmerzen
- stabilisiert Ihre Knochen
- trainiert Ihren Gleichgewichtssinn
- mäßigt Heißhungerattacken auf Schokolade und andere Süßigkeiten
- regt Ihren Stoffwechsel an und hilft beim Abnehmen
- **verlängert Ihr Leben!**

Sie sehen: Spazierengehen beugt unterschiedlichste Krankheiten vor und senkt Gesundheitsbeschwerden signifikant. Viele Erkrankungen können gestoppt, gelindert oder gar auskuriert werden, wenn man täglich spazieren oder wandern geht. Spazierengehen ist ein heilsames Mittel, das Ihre Gesundheit auf unglaubliche Art und Weise verbessert und uns mehr Energie schenkt. Lebensqualität und Lebensenergie steigen gleichermaßen an, wenn wir viel spazieren.

In Hinblick auf Geist und Seele bewirkt tägliches Spazieren Großartiges. Eine Studie der *University of Buffalo Medical School* im Bundesstaat New York belegte, dass Kinder, die bereits vor dem Unterricht einen Spaziergang gemacht haben, also zu Fuß zur Schule gingen (nicht gelaufen sind), während des Unterrichts konzentrierter, leistungsfähiger und gelassener waren. Auch betraten sie das Klassenzimmer weniger besorgt als jene Kinder, die mit dem Auto zur Schule gebracht wurden.

Bei einer weiteren Studie wurden Menschen untersucht, die unter Depressionen litten. Einer von drei Teilnehmern spürte eine merkliche Verbesserung des eigenen Wohlbefindens nach kleineren Wander-Einheiten. Von den Probanden, die längere Spaziergänge machten, fühlte sich mehr als die Hälfte danach deutlich besser.

Spaziergänge haben also auch einen meditativen Aspekt. Sie entspannen die Seele, zugleich stimulieren sie den Geist. Man gewinnt mehr Konzentration, Kreativität und Leistungsfähigkeit. Forscher finden bis heute keine Erklärung für dieses Phänomen. Diesem Phänomen liegt das gleiche Prinzip wie der Meditation zugrunde. Wir nehmen wahr, was um uns herum passiert, ohne zu beurteilen. *Beobachten, nicht bewerten.* Denn das könnte Ihr Schlüssel zu Ihrem Seelenfrieden sein. Die Menschen bewerten und beurteilen heutzutage zu viel. Sie sind deswegen unausgeglichen und können keine innere Ruhe finden. Sie legen alles und jenes auf die Waagschale und beschäftigen sich immer mit Problemen. Sie müssen zu allem eine Meinung abwägen und kriegen den Kopf nicht frei, weil sie ständig über Probleme nachdenken. Das belastet. Vor allem, wenn sie das den ganzen Tag tun. Sie tun sich damit nichts Gutes. Befreien Sie Ihren Geist. Reservieren Sie in Ihrem Tag mindestens eine halbe Stunde, um sich von den Sorgen zu lösen. Das geht am besten, wenn Sie spazieren gehen und sich der Umgebung hingeben, indem Sie einfach beobachten. Einfach beobachten und nicht bewerten.

* * *

Spazierengehen ist auch ein hervorragendes Mittel, um auf neue Gedanken zu kommen. *»Sobald sich meine Beine bewegen, beginnen meine Gedanken zu fließen«*, erkannte der berühmte amerikanische Schriftsteller Henry David Thoreau. Der deutsche Dichter Christian Morgenstern beschrieb es so: *»Gedanken wollen oft, dass man mit ihnen im Freien spazieren geht.«*

Es sind zwei sehr schöne Zitate, welche eine fundamentale Weisheit auf elegante Weise beschreiben. Wir werden beim Spazierengehen kreativ und lassen unseren Gedanken freien Lauf. Wenn wir uns die Beine vertreten, finden wir Lösungen für Probleme, über die wir vorher tagelang am Schreibtisch gegrübelt haben. Das mag wie ein Widerspruch klingen, denn soeben hieß es noch, Sie sollen Spaziergänge nutzen, um nicht an Ihre Problemen zu denken.

Betrachten Sie es folgendermaßen: Draußen finden Sie weitaus mehr Inspiration, da Sie die Gedanken schweifen lassen, als wenn Sie am Schreibtisch ausharren und sich den Kopf zerbrechen. Die Bewegung und die vielen Sinnesreize bei einem Spaziergang regen unsere Kreativität an und helfen uns, aus festgefahrenen Denkmustern auszubrechen. Wir brauchen regelmäßige Auszeiten, um fokussiert und konzentriert bei unserer Sache zu sein, und ein Spaziergang ist perfekt für solche Pausen – wir fühlen uns frisch und haben wieder einen klaren Kopf. An der frischen Luft, während des Spazierens, kommen deshalb von alleine neue, schöpferische Ideen. Geistesblitze, die Lösungen für Ihre Probleme darstellen.

Soll ich Ihnen das Erfolgsgeheimnis von Steve Jobs verraten? Der Apple-Gründer liebte lange Spaziergänge. Ob alleine oder mit seinen Geschäftspartnern. Dabei kamen ihm immer die besten Einfälle. Ideen, die unsere Welt verändert haben. Vielleicht werden Sie beim Spazierengehen nicht die Welt verändern. Es ist aber gut möglich, dass Sie Ihre Sichtweise auf Probleme ändern und reichhaltige Erkenntnisse für sich gewinnen.

Spazierengehen ist etwas Wunderbares. Damit das Spazierengehen zur Gewohnheit wird, müssen Sie das *Bedürfnis* entwickeln, spazieren zu gehen. Damit Sie Zeit finden zum Nachdenken und sich frei machen, frei machen vom Alltagsstress und einen Moment der Ruhe für sich haben. Oder kurz: Dass Sie spazieren gehen.

Vielleicht werden Sie einwenden, dass Sie keine Zeit haben oder dass Ihre Umgebung nicht die richtige ist, dass Sie sich nicht fit fühlen. Versuchen Sie nicht, Ausreden zu finden. Denn es ist keine Frage des Könnens, sondern des Wollens. Wer etwas will, der findet Wege, und wer es nicht will, der findet Gründe.

Langfristig ist es sehr unklug und unvorteilhaft, die Energie des Spazierengehens nicht für sich zu nutzen. Ein enormer gesundheitlicher Gewinn würde Ihnen entgehen und Ihr Leben wäre kürzer und hätte weitaus weniger Qualität.

Der Vorwand „fehlende Zeit" lässt sich leicht entkräften. Jeder hat Zeit, um sich täglich zu bewegen. Ganz egal, wie beschäftigt man zu sein scheint. Sie brauchen nicht zwingend eine halbe Stunde am Stück zu spazieren (was ich aber trotzdem empfehle). Vor allem Berufstätige werden dafür nach einem langen, anstrengenden Arbeitstag nicht zu begeistern sein. Es ist außerdem weitaus effektiver, wenn Sie die kleineren, freien Zeitfenster für kurze Fußgänge verwenden, indem Sie beispielsweise ein Stück zu Fuß zur Arbeit gehen oder die Pausen für einen kurzen Spaziergang nutzen. So füllen Sie ohne großartige Zeitverluste die freie Zeit und stellen damit sicher, dass Sie sich ausreichend bewegen.

Sollte Ihnen Ihre Umgebung aus welchen Gründen auch immer nicht gefallen, so bin ich mir sicher, dass es in Ihrer Nähe bestimmt ein Park gibt, indem es sich zu spazieren lohnt. Erkunden Sie Ihre Nachbarschaft! Mit Sicherheit finden Sie eine schöne Grünfläche und einen interessanten Ort. Es braucht keinen besonderen Nationalpark oder japanische Gärten, um einen erholsamen Spaziergang zu machen. Das Schöne am Spazierengehen ist doch, dass sich jeder Ort dafür eignet und man überall etwas Interessantes entdecken kann.

Was mangelnde Energie betrifft, so erfolgt diese erst aus dem Spazieren. Sie werden fit und gewinnen an Energie, wenn Sie aktiv werden und wenn Sie sich bewegen. Wenn Sie sitzen oder liegen blieben, geht Ihre Energie verloren. Erwarten Sie nicht, dass etwas zu Ihnen kommt, wenn Sie nicht bereit sind, etwas dafür zu tun. Ergreifen Sie die Initiative. Tun Sie es einfach! Gehen Sie raus, spazieren Sie, und Sie werden erfreut feststellen, dass sowohl körperliches als auch geistiges Wohlbefinden gleichermaßen ansteigen und Sie daraus Energie gewinnen werden. Die Auswirkungen des Spazierens vor allem auf die körperliche Fitness sollten nicht unterschätzt werden, auf keinen Fall sollten sie aber überbewertet werden.
Mein persönlicher Ratschlag für Sie ist, gleichermaßen alleine und in Gesellschaft spazieren zu gehen. Beides ist sehr entspannend. Wenn Sie alleine spazieren, so haben Sie Zeit nur für sich selbst, Zeit, in der Sie sich auf Ihre Gedanken und Ihre Umwelt konzentrieren können.

Genauso erfüllend sind Spaziergänge mit anderen, Ihnen nahestehenden Menschen. Freunde, Familie, Geschäfts- und Ehepartner, Arbeitskollegen - gemeinsames Spazierengehen macht mindestens genauso viel Spaß, wie wenn man es alleine tut. Sie teilen schließlich Ihre Gedanken und können sich hervorragend über diese austauschen. Das Gehirn erlebt eine besondere Stimulation, wenn wir uns bewegen, und somit gewinnen gemeinsame Gespräche enorm an Qualität.

Falls Ihnen also Spaziergänge alleine zu langweilig sein sollten, unternehmen Sie einen Spaziergang mit jemandem zusammen. Sie tun Ihrer beider Gesundheit etwas Gutes und ganz nebenbei verbringen Sie wertvolle Zeit miteinander und investieren in Ihre gemeinsame Beziehung. Ob es nun die Freund- oder Partnerschaft bzw. das Verhältnis zu Ihren Eltern oder Kindern ist: Gemeinsames Spazierengehen verstärkt die Verbundenheit.

Sie müssen niemandem etwas beweisen. Je länger Sie spazieren, desto besser, doch wenn Sie keine Lust mehr haben oder nicht mehr können, hören Sie auf und gehen Sie nachhause. Spaziergänge sind dazu da, Ihnen zu dienen und Ihnen Spaß zu bringen, und das geht am besten, wenn Sie auf Ihre innere Stimme hören. Sobald diese Ihnen sagt, dass es an der Zeit ist, den Nachhauseweg anzutreten, so tun Sie dies. Spazierengehen bedeutet Achtsamkeit und Erholung. Nicht Anstrengung und Kampf. Spazieren Sie, solange Sie können und wollen. Es darf unter keinen Umständen zwanghafte Züge annehmen.

Eine Sache sollten Sie noch beachten. Wenn Sie spazieren gehen, dann konzentrieren Sie sich auch voll und ganz auf Ihre Umgebung. Es hat keinen Zweck, an die frische Luft zu gehen, um dann draußen wieder auf den Bildschirm Ihres Smartphones zu starren. Lassen Sie Ihr Mobiltelefon zuhause und nehmen Sie nur Ihre Haustürschlüssel mit - mehr braucht es gar nicht für einen Spaziergang. Seien Sie auch mal nicht erreichbar und genießen Sie diesen Moment der Unabhängigkeit. Anrufe und Nachrichten können warten. Lassen Sie hin und wieder los von dem Gefühl, ständig gebraucht zu werden. Dieser Zustand ist sehr stressig. Sie können hin und wieder einfach nur *sein*.

Gerne können Sie ein gutes Buch mitnehmen oder eine Zeitschrift. So können Sie sich beim Spaziergang auch kurz hinsetzen und ein wenig lesen.

Sie brauchen nur Ihre Beine, Ihr Kopf und vielleicht etwas zum Lesen (dieses Buch zum Beispiel). Dann ist die „Ausrüstung" für einen Spaziergang komplett und Sie können losgehen.

* * *

Machen Sie so oft es geht einen Spaziergang und Sie werden im wahrsten Sinne des Wortes Schritt für Schritt Ihre Gesundheit verbessern. Die positiven langfristigen Auswirkungen des Spazierengehens sind durch nichts zu ersetzen und beleben Körper, Seele und Geist. Tun Sie sich selbst einen Gefallen und gehen Sie oft und lange spazieren.

Bewegung - Schlusswort

Bewegung macht Spaß. Bewegung tut gut. Bewegung schenkt Ihrem Leben Qualität.

In der Schule hatte ich einen großartigen Musiklehrer. Er war ein alter, gebildeter Mann. Er war nicht nur ein begnadeter Musiker, sondern auch ein kluger Geist, der reich an Lebensweisheiten war. Auf die Frage, was sein Lieblingsinstrument sei, gab er zur Antwort: *»Der Körper. Euer Körper ist das wertvollste Instrument, das ihr jemals benutzen dürft.«*

* * *

Dass Sport gesund ist, weiß jeder. Was sind die Vorteile der einzelnen Sportarten gegenüber anderen? Was ist für wen geeignet? Das muss jeder für sich selbst herausfinden. So viel sei gesagt, dass Sie Ihren Körper auf unterschiedliche Art und Weise herausfordern sollten. Sie können nichts falsch machen, wenn Sie zwei- bis dreimal die Woche Krafttraining machen, jede oder jede zweite Woche schwimmen oder laufen gehen und nach Möglichkeit einen täglichen Spaziergang machen. Es ist mir bewusst, dass das für Sie nach sehr viel Aufwand klingt und Sie vielleicht nicht die Zeit und womöglich nicht die Motivation haben, sich derart häufig zu bewegen. Und dennoch sollten Sie die verschiedenen Bewegungsarten, die im Kapitel geschildert worden sind, in Betracht ziehen, damit Sie Ihre Gesundheit bestmöglich aufwerten können.

III. Besser Schlafen

Im Schlafteil dieses Buches wird der Fokus darauf gelegt, Ihnen zu zeigen, wie Sie gute Schlafgewohnheiten entwickeln, um jeden Morgen frisch ausgeruht aus den Federn zu kommen. Dabei müssen Sie unter Umständen Ihre Umgebung und Ihre Gewohnheiten anpassen, damit diese Ihnen einen erholsamen und angenehmen Schlaf garantieren. Hier finden Sie hilfreiche Methoden, die Ihnen helfen werden, jede Nacht angenehm zu schlafen.

Guter Schlaf ist die Voraussetzung für optimale Leistungsfähigkeit. Es ist eines unser natürlichen Bedürfnisse. Es ist das Bedürfnis aller Lebewesen. Denn nur wer ausreichend ruht, kann aktiv sein. Schlafen ist lebensnotwendig. Zu wenig oder schlechter Schlaf kann gereizt, unkonzentriert und sogar krank machen. Es gibt wohl kaum ein besseres Mittel gegen Müdigkeit und Kraftlosigkeit als Schlaf.

Überlegen Sie einmal: Wenn Sie Müdigkeit empfinden, signalisiert der Körper Ihnen lediglich, dass er schlafen möchte. Viele schlafen nicht nur zu wenig, sondern auch noch schlecht, dabei gibt es einfache Methoden, um den Schlaf erholsamer zu gestalten. Das sind keine Ausnahmefälle.

Leider schlafen viele Menschen zu wenig - und nicht nur das - sie schlafen zu schlecht! Über Jahre hinweg haben sie Gewohnheiten aufgebaut, die sie davon abhalten, erholsam zu schlafen. Es fällt ihnen schwer, schnell und unkompliziert ein- und durchzuschlafen. Eine falsche Umgebung, die falschen Gewohnheiten und gewissermaßen auch eine „unentspannte“ Lebenseinstellung beeinflussen das Schlafverhalten auf negative Art und Weise. Wer auf die richtigen Rahmenbedingungen für einen gesunden Schlaf nicht Acht gibt, wird oftmals von Schlafstörungen geplagt. Ohne eine gesunde und nachhaltige Ernährung und ausreichend körperliche Aktivität wird ein guter Schlaf kaum zu erzielen sein. Ebenfalls spielt die richtige Lebenseinstellung eine wesentliche Rolle.

Sie kennen das selber: Ein Tag, an dem Sie ausschlafen durften, fühlt sich ganz anders an als ein Tag, an dem Sie nur sehr wenig geschlafen haben.

Rund ein Drittel der Deutschen schläft regelmäßig schlecht ein oder nicht durch. 15 Prozent leiden sogar unter behandlungsbedürftigen Schlafproblemen. In unserer Gesellschaft ist es der Normalfall, dass Menschen zu wenig und zu schlecht schlafen, und Kaffee ist für einen großen Teil unserer Bevölkerung überlebensnotwendig geworden.

Warum tun die meisten dann aber letzteres und schlafen zu wenig? Die Gründe mögen unterschiedlich sein, ob der Tag randvoll mit Terminen und Meetings ist. Man spätabends nach Hause kommt und noch lesen möchte. Oder eben auch die Arbeit, der Partner, die Kinder, das Hobby, schlichtweg zu viel Zeit einnehmen - und am Ende des Tages bleibt zu wenig Zeit, um zu schlafen. Das betrifft alle Altersklassen. Nur die wenigsten können behaupten, dass sie einen guten Schlafrhythmus haben. Denn die alltäglichen Dinge nehmen sehr viel Zeit ein. Oder wir lassen uns bei den Dingen einfach zu viel Zeit. Zeitmangel ist aber nicht das einzige Problem. Viele haben aufgrund psychischer Faktoren Schlafstörungen, die ebenfalls in diesem Kapitel untersucht und Lösungen dafür geboten werden.

Warum wir überhaupt schlafen müssen, hat die Wissenschaft bis heute nicht restlos geklärt. Aber betrachten Sie das mal folgendermaßen: Wenn der Schlaf keinen Sinn hätte, hätte es in der Evolution schließlich einen schweren Fehler gegeben. Was aber feststeht, ist, dass unser Körper Schlaf braucht. Beim Schlafen werden überaus lebensnotwendige Prozesse im Körper vorgenommen. Das Gehirn ist im Schlaf über weite Strecken genauso aktiv wie tagsüber. Forscher der Universität Arizona stellten zum Beispiel fest, dass Gehirnzellen im Tiefschlaf genau die gleiche Aktivität zeigten wie bei einer Lernübung am Tag.

Während des Schlafes räumt das Gehirn auf, verarbeitet den Tag und festigt Gelerntes. Und der Körper regeneriert sich: Er repariert Schäden an Zellen und bildet überdies sogar neue Zellen. Und ja, Stoffwechsel und Immunsystem werden beim Schlafen ebenfalls gefördert, um schädliche Stoffe abzubauen, Zellen zu reaktivieren und die Energiespeicher neu aufzufüllen.

Das Wort „Schönheitsschlaf“ sagt es bereits. Es ist kein Mythos. Wer ausreichend schläft, ist frischer, erholter und gesünder. Und wer *nicht* genug schläft, altert tatsächlich schneller und verliert damit einhergehend bald seine jugendliche Frische und Schönheit. An der Chicago University wurden Schlafversuche mit jungen Männern durchgeführt. Wenn sie mehrere Tage lang nur vier Stunden schliefen, traten in hohem Maße Alterssymptome auf: So stieg zum Beispiel die Ausschüttung von Cortisol (Stresshormon) an und der Blutzuckerspiegel erhöhte sich deutlich - wodurch auch das Risiko, an Diabetes zu erkranken, um einiges verstärkt wurde.

***

Mehr schlafen, um noch gesünder zu sein, funktioniert aber nicht. Zu viel Schlaf ist ebenso wie zu wenig Schlaf mit einer geringeren Lebenserwartung und größeren Müdigkeit verbunden. Vielleicht werden Sie das bestätigen. Haben Sie mal verschlafen, fehlt Ihnen nicht nur der halbe Tag, sondern auch die Energie, um aus dem Wenigen, was noch übrig ist, etwas Sinnvolles zu machen. An solchen Tagen ist man unproduktiver und launischer als sonst. Was ist denn nun das richtige Schlafmaß? Bestimmt haben Sie schonmal gehört oder gelesen, dass Erwachsene acht Stunden Schlaf am Tag brauchen. Das ist teilweise korrekt. Jeder Mensch hat ein anderes Schlafbedürfnis. Das ist zumeist genetisch vorgegeben und wenig zu beeinflussen. Grundsätzlich lässt sich sagen, dass die optimale Schlafdauer erreicht ist, wenn man tagsüber Leistung bringen kann, ohne müde zu sein, weil man nachts gut regeneriert hat. Sieben bis acht Stunden täglich sind aber tatsächlich ein guter Richtwert.

Was erwartet Sie im Schlafteil konkret?

Sie werden hier eine praktische Anleitung erhalten, wie Sie den für Sie optimalen Schlaf herausholen können und wie Sie dank eines guten Schlafes am Tag das schaffen, was Sie sich vorgenommen haben, ohne sich mit chronischer Müdigkeit herumquälen zu müssen.

Letztendlich werden Sie feststellen, dass es sich im Grunde um simple Strategien handelt, die einfach umsetzbar sind. Aber das kennen Sie von diesem Buch ja schon. Einfache, bewährte Weisheiten, wie Ihr Schlaf zu einem guten, erholsamen und kraftspendenden Schlaf wird. Schlaf ist nichts, das man mit Entspannungstechniken und Einschlafritualen fördern müsse. Schlafen ist etwas ganz Natürliches.

Dieses Kapitel hilft Ihnen, Ihre Ruhe auf natürlichem Wege zurückzugewinnen. Wenn Sie zuvor vielleicht Schlafprobleme hatten, werden Sie diese mithilfe dieses Kapitels mühelos besiegen. Das ist der Anspruch dieses Kapitels. Und auch wenn Sie mit Ihrem Schlaf bisher recht zufrieden sind - bestimmt können Sie noch ein bisschen was rausholen, wenn Sie dieses Kapitel lesen.

Ich wünsche Ihnen viel Spaß beim Lesen und dem Gewinnen von neuen Einsichten.

Sorgen Sie für eine schlaffördernde Umgebung!

Für einen gesunden Schlaf ist die richtige Umgebung wichtig. Deshalb ist es wichtig, dass der Ort an dem Sie schlafen, eine positive Bedeutung für Sie bekommt. Schlafzimmer und Bett sollten etwas sein, worauf Sie sich freuen, weil Sie ein tiefer und erholsamer Schlaf dort erwartet.

Das funktioniert nur, wenn das Schlafzimmer nicht nur aus vier Wänden besteht und Ihr Bett mehr als bloß eine Matratze mit Kissen und Decke ist. Die Ausstattung Ihres Bettes ist das Letzte, woran Sie sparen sollten. Schließlich verbringen Sie etwa ein Drittel Ihres Tages darin. Das bedeutet ein Drittel Ihres gesamten Lebens. Im Schnitt verbringen wir 25 Jahre im Bett.

Wollen Sie dafür sorgen, dass Sie diese 25 Jahre in einem guten Bett verbringen? In einem Bett, das hochwertig ist. Das sauber ist. Eine angemessene Größe besitzt. Und Gemütlichkeit ausstrahlt. Es sollte in jedem Fall ein Bett sein, in das Sie sich gerne hineinlegen. Dazu gehört zum Beispiel ein gutes Kissen, das sich für Sie angenehm anfühlt und Ihrem Kopf einen komfortablen Halt bietet.

Am wichtigsten ist jedoch die Matratze. Unbestreitbar ist eine gute Matratze das Herzstück des Bettes. Was würden wir ohne Matratze tun? Wir hätten die Wahl zwischen Fußboden und Bettgestell. Suchen Sie sich deshalb unbedingt eine gute Matratze.

Die richtige Matratze erhöht den Schlafkomfort, schont die Wirbelsäule und beugt Verspannungen oder Schmerzen vor, die sich negativ auf Ihre Gesundheit auswirken könnten. Darum ist es entscheidend, die richtige Matratze für Sie zu finden. Hierbei ist es wichtig, sich professionell beraten zu lassen, aber auch auszutesten und auszuprobieren. Es gibt nicht die eine perfekte Matratze. Es gibt so viele perfekte Matratzen, wie es uns Menschen gibt - damit will ich sagen, dass es große individuelle Unterschiede gibt, was die Matratzenwahl anbelangt. Manche Menschen schlafen besser auf weichen, andere besser auf harten Matratzen. Bestimmt gibt es auch eine Matratze, die wie für Sie gemacht ist. Sie müssen eine finden, die nicht nur bequem ist, sondern die Ihnen ermöglicht, schnell und unkompliziert ein- und durchzuschlafen. Bei Matratzenhändlern ist es inzwischen fast schon selbstverständlich, dass man Matratzen zuhause austesten und diese im Zweifel problemlos umtauschen kann.

Die Bettdecke sollte aus Naturstoffen hergestellt und dem Klima entsprechend sein. In warmen Sommernächten reicht meistens der Bezug, während man bei Minusgraden im Winter natürlich zu einer kuschligen Decke greifen sollte, die einen nachts warm hält. Achten Sie allerdings auf eine angemessene Größe von Bett und Bettdecke. Während des Schlafens, besonders während des Einschlafens und in den Traumphasen, bewegen wir uns. Damit Sie sich nicht anstoßen und stets die gewünschte Position einnehmen können, ist es sinnvoll, dass das Bett über eine ausreichende Größe verfügt.

Zur Schlafkleidung: Ob man angekleidet oder nackt schläft, sollte jeder für sich entscheiden. Falls Sie nicht ausgezogen schlafen möchten: Die Schlafkleidung sollte in jedem Fall aus natürlicher Baumwolle hergestellt sein, ebenso wie die Bettdecke und der Bett- und Kissenbezug. Man schwitzt in synthetischen Fasern leichter. Im Schlafen schwitzt man und das ist völlig in Ordnung. Eine übermäßige Schweißproduktion, die Kunststofftextilien geschuldet ist, hat zur Folge, dass der Schlaf gestört wird und möglicherweise Hautunverträglichkeiten hervortreten. Das ist einfach zu vermeiden, indem man die richtigen Materialien kauft.

Der farblichen Gestaltung des Schlafzimmers kommt eine wesentliche Rolle zu. Das Schlafzimmer ist ein Raum der Ruhe und ist entsprechend zu gestalten. Für das Schlafzimmer eignen sich wärmere Farbtöne, denn diese haben beruhigende Wirkung. Solche sind zum Beispiel Grün, Braun oder Blau.

Die Einrichtung von Möbeln ist ebenfalls von Bedeutung. Infolgedessen sollten Sie Möbel im Schlafzimmer nur sparsam einsetzen und auch die jeweilige Anordnung sollte wohl überlegt sein. Stellen Sie sich vor, was Sie sehen, wenn Sie im Bett liegen. Bedenken Sie: Es ist das erste Bild, im wahrsten Sinne des Wortes dieser erste Augenblick, den Sie ganz zu Beginn und ganz zum Schluss des Tages zu Gesicht bekommen! Es sollte sich Ihnen also ein angenehmes und möglichst schönes Bild bieten, dass Sie nachts wohlig einschlafen lässt und Ihnen morgens beim Aufwachen hilft, motiviert den Tag zu beginnen. Überlegen Sie einmal kurz, ob Ihr Schlafzimmer das erfüllt und was Sie noch ändern könnten, damit Sie sich wohler fühlen.

Was Sie definitiv vorbeugen sollten, sind hohe Schränke und große Möbel, die nah an Ihrem Bett stehen. Diese wirken aus der liegenden Perspektive bedrückend und unter Umständen sogar angsteinflößend. Vermeiden Sie einen solchen negativen Einfluss auf Ihr Wohlgefühl im Schlafzimmer.

Bereits beim Betreten sollte das Zimmer Ruhe und Entspannung ausstrahlen. Deshalb ist es wichtig, dass das *Schlafzimmer* nur dem *Schlafen* dient und es nicht mit Arbeit oder anderen Aktivitäten (Sport, Essen, Fernsehen) assoziiert wird. Schreibtisch, Fernseher, Computer, Telefon, Essen und Sportgeräte haben in einem Schlafzimmer nichts zu suchen. Sorgen Sie wenn möglich dafür, dass diese Gegenstände in eine andere Räumlichkeit ausgelagert werden. Damit schaffen Sie die Grundlage für eine gemütliche Atmosphäre. Das Betreten des Schlafzimmers und der Anblick des Bettes sollte bei Ihnen einfach das Gefühl auslösen, sich schlafen legen zu wollen.

Es ist von Vorteil, wenn Sie Ihren Körper so konditionieren, dass er sich einfach durch Eintreten in das Schlafzimmer sofort auf das Schlafen einstellt. Essen Sie deshalb nicht im Bett und arbeiten Sie schon gar nicht darin. Alles, was mit Arbeit zu tun hat, auch das Checken von E-Mails, sollte in diesem Raum nicht stattfinden. Ich wiederhole es noch einmal: Das Schlafzimmer dient nur zum Schlafen, Ruhen und Entspannen. Alles andere hat im Schlafzimmer nichts zu suchen.

Erlaubt ist dagegen alles, was die eigene Entspannung fördern kann. Bilder mit schönen Landschaften, Bücher, Kerzen, Pflanzen; nur um Ihnen ein paar Anregungen zu geben. Vor allem das Lesen von Büchern ist vor dem Einschlafen eine hervorragende Beschäftigung. Reservieren Sie vor dem Zubettgehen eine halbe Stunde, um in Ruhe lesen zu können. Das entspannt und befreit Ihren Kopf nach einem anstrengenden Tag. Und solange es sich nicht um Horror-Krimis oder komplexe Fachbücher handelt, werden Sie es danach leichter haben, friedlich ins Reich der Träume einzutauchen.

Im Schlaf speichern wir Informationen am besten ab, und deshalb ist es ratsam, den Tag mit bereichernden Gedanken und klugen Anregungen abzuschließen und am nächsten Morgen motiviert aufzustehen, um mit voller Vorfreude die Inspirationen aus diesem großartigen Buch umzusetzen.

Die Lichtverhältnisse im Raum sind von entscheidender Bedeutung. Nachts sollten Sie das Zimmer so stark abdunkeln wie es geht, um wohlig einschlafen zu können. Licht von draußen, wie Straßenlaternen oder Mondlicht, sollten abgeschirmt werden. Diese bewirken das genaue Gegenteil davon, dass sich Ihr Körper für den Schlaf bereitmacht.

Auch sollten mobile Endgeräte vor dem Einschlafen abgeschaltet werden. Das blaue Licht von Handy, Tablet und Laptop signalisiert dem Gehirn das gleiche wie Tageslicht: Es macht wach und stört den natürlichen Tag-Nacht-Rhythmus. Aus diesem Grund sollten Sie bereits eine Stunde vor dem Schlafengehen Ihr Mobiltelefon und andere elektronische Geräte ausschalten bzw. nicht mehr benutzen.

Außerdem sollte Ihr Mobiltelefon während des Schlafes so weit von Ihrem Bett entfernt sein wie möglich. Legen Sie es unbedingt in ein anderes Zimmer oder zumindest ans andere Ende des Raumes.

Geeignet sind für das Schlafzimmer Lampen, die hell leuchten, um Ihnen in den dunklen Monaten morgens das Aufstehen zu erleichtern und kleine Leselampen mit Dimmfunktion für den Abend, die unterstützend sind beim Lesen.

Wo Sie abends noch völlige Dunkelheit erreichen möchten, ist morgens das genaue Gegenteil der Fall. Richten Sie es so ein, dass Ihr Körper morgens beim Aufwachen so viel Licht wie möglich bekommt, dann fällt Ihnen das Aufstehen auch leicht. Große Fenster, die den Raum mit ausreichend Licht versorgen, sind hierfür von Vorteil. Lichtundurchlässige Vorhänge und Rollos eignen sich gut, um abends Dunkelheit zu gewährleisten.

So haben Sie für beides gesorgt: Sie schlafen besser ein, weil der Körper sich bei dunklen Lichtverhältnissen auf den Schlaf einstellt. Zugleich können Sie besser in den Tag starten, weil das Licht Ihrem Körper auf natürlichem Wege hilft, die Systeme hochzufahren. So werden Sie schneller wach.

Außerdem ist die Raumtemperatur einflussgebend. Sie sollte etwas kälter als normal sein, 15 bis 19 Grad Celsius gelten als optimaler Wert. Eine kühle Raumtemperatur ist ideal, weil sie den Körper nachts beim Abkühlen unterstützt. Eine regelmäßige Zufuhr an Sauerstoff sollte gewährleistet sein. Sie brauchen nachts genauso viel Sauerstoff wie am Tag. Machen Sie ein Fenster auf - sofern es draußen nicht zu laut.

Denn der wichtigste Faktor für einen erholsamen Schlaf ist die Geräuschkulisse. Es muss still sein! Wenn es nicht still ist, wird es Ihnen schwerfallen, zu schlafen. Es macht einen großen Unterschied, ob Sie an einer lauten, stark befahrenen Straße oder in einem ruhigen Wohngebiet leben. Die Lautstärke Ihrer Umgebung hat unmittelbaren Einfluss auf die Qualität Ihres Schlafes. Die Art der Geräuschkulisse ist nicht minder bedeutend. Das Rauschen von sanftem Wind kann durchaus einen beruhigenden Effekt haben, ebenso empfinden einige leise Musik als angenehm zum Entspannen und Einschlafen. Vielleicht bevorzugen Sie auch die absolute Stille.

Eine allgemeingültige Empfehlung gibt es nicht. Das gilt für vieles in diesem Kapitel. Eine schlaffördernde Umgebung ist für jeden unterschiedlich. Aber gewisse Grundregeln sind zu beachten:

1. **Das Schlafzimmer ist ein Ort der Ruhe und Entspannung.**

2. **Der Komfort steht an erster Stelle. Das Bett ist groß genug und sauber. Die Matratze sollte auf Sie angepasst sein.**

3. **Der Raum ist abgedunkelt, wenn Sie schlafen.**

* * *

Befolgen Sie diese Regeln, aber lassen Sie sich die Freiheit, die Umgebung so anzupassen, wie es *Ihnen* am besten passt. Richten Sie alles so ein, dass es Ihnen dazu dient, sich im Schlafzimmer wohl zu fühlen und entspannen zu können. Es wird Sie unter Umständen Geld kosten, wenn Sie jetzt vorhaben, Ihr Bett aufzuwerten und Ihr Schlafzimmer zu optimieren. Lassen Sie sich davon nicht abschrecken. Das ist es absolut wert. Es ist eine Investition in Ihr Wohlbefinden. Eine Investition für mehr Energie am Tag. Eine Investition, bei welcher Ihr Schlaf und damit einhergehend Ihre Lebensqualität und Ihre Gesundheit maßgeblich davon profitieren werden. Ich will Sie keineswegs dazu animieren, Geld für Luxusmatratzen und extravagante Möbel auszugeben. Gewiss, Qualität hat seinen Preis, aber es reicht vollkommen, wenn Sie ein gutes stabiles Bett und eine anständige Matratze haben. Mit den teuersten Möbeln und Schlafutensilien wird Ihr Schlaf nicht unbedingt besser, als mit Möbeln aus der mittleren Preisklasse. Achten Sie einfach darauf, dass es hochwertig und von guter Qualität ist.

Halten Sie feste Schlaf-Zeiten ein.

Erinnern Sie sich noch an das Konzept der festen Mahlzeiten? Im Ernährungsteil wurde unter anderem beschrieben, dass es ratsam ist, feste Zeiten in Bezug auf die Nahrungsaufnahme einzuhalten. Gleiches gilt für den Schlaf.

Die vier großen Faktoren, die in diesem Buch behandelt werden, beeinflussen sich natürlich gegenseitig. So ist ausreichend Bewegung maßgeblich für einen guten Schlaf. Und auch die Ernährung kann Einfluss auf die Qualität des Schlafverhaltens ausüben.

In diesem Kapitel werden aber Gewohnheiten, Verhaltensweisen und Umstände vor, während und nach dem Schlafen behandelt, die ganz besonderen Einfluss auf die Qualität Ihres Schlafes ausüben. Vor allem weil die positive Wirkung nicht immer unmittelbar zu spüren ist, haben viele Schwierigkeiten, diese Strategien über einen längeren Zeitraum aufrecht zu erhalten. Doch glauben Sie mir: Der gewinnbringende Effekt dieser ist nicht uz unterschätzen.

Dabei handelt es sich um gewisse Grundsätze, welchen Gewohnheiten Sie vor allem tagsüber nachgehen. Es sind ausgewählte Strategien, die allesamt zu einem besseren Schlaf beitragen und Schlafstörungen vorbeugen. Die wohl wichtigste nehme ich gleich vorneweg: Halten Sie jeden Tag (auch am Wochenende), regelmäßige Aufsteh- und Bettgehzeiten ein. Gehen Sie zu einer festen Uhrzeit ins Bett und stehen Sie zu einer festen Uhrzeit auf. Die Abweichungen sollten maximal eine halbe Stunde betragen.

Regelmäßigkeit sowohl beim Schlaf als auch, wie wir bereits schon wissen, beim Essen sorgen dafür, dass sich der Körper darauf einstellen kann und so (automatisch) hungrig und - in diesem Fall - müde wird. Feste Schlaf-Zeiten stellen eine Voraussetzung dafür dar, dass die biologischen Rhythmen und Prozesse im Körper sich aufeinander abstimmen und Geist und Körper ideal funktionieren können. Ihr Organismus gewöhnt sich an feste Zeiten und schüttet zur Bettgehzeit Schlafhormone (Melatonin) aus, welche zu Müdigkeit führen und das Einschlafen erleichtern. Morgens stellt sich Ihr Körper darauf ein, bei einer bestimmten Zeit wach zu werden.

Haben Sie diese festen Schlaf-Zeiten erst einmal verankert, werden Sie abends schneller einschlafen. Es mag für den einen oder anderen vielleicht hart sein, am Wochenende auf die lange Nacht und den darauffolgenden Schlaf, der bis in den Tag hinein dauert, zu verzichten. Allerdings werden Sie feststellen, dass Ihnen diese Methode nicht nur dabei hilft, an den Wochenenden mehr Energie zu haben. Sondern Sie werden auch unter der Woche produktiver und leistungsfähiger, weil Sie die allgegenwärtige Müdigkeit, die vielen von uns zu schaffen macht, auf diesem Wege effektiv vorbeugen.

Dabei sollten Sie auch berücksichtigen, dass Sie sich tagsüber nicht schlafen legen, auch wenn Sie müde sein sollten. Selbst ein relativ kurzer Mittagsschlaf kann dazu führen, dass der Schlafrhythmus durcheinander gerät. Sofern Sie darauf nicht verzichten können, empfehle ich Ihnen, diesen auf maximal 20 Minuten zu limitieren. Dann handelt es sich nämlich um einen Power-Nap, der sehr erholsam sein kann, ohne den Schlafrhythmus zu beeinträchtigen. Hilfreich ist dies insbesondere dann, wenn Sie akute Müdigkeit am Tage verspüren. Oftmals gewinnen Sie bei einem solchen Power-Nap in kurzer Zeit einen Energieschub erhöht.

Alles, was diese 20 Minuten übersteigt, hat jedoch negative Folgen auf Ihre Leistungsfähigkeit am Tage. Nach einem ein- oder gar zweistündigen Mittagsschlaf ist man in der Regel noch müder als vorher. Deshalb: Meiden Sie es, einen allzu langen Mittagsschlaf zu halten. Widerstehen Sie der Versuchung, sich am helllichten Tage „kurz hinzulegen". Und wenn doch: Wecker auf 20 Minuten stellen, und danach sofort wieder aktiv werden.

Des weiteren sollten Sie Alkohol vor dem Zubettgehen vermeiden. Halten Sie solche Abende aber in Grenzen. Am besten ist es, wenn Sie nur bei besonderen Anlässen Alkohol zu sich nehmen. Denn hinsichtlich Ihres Schlafes ist Alkohol fürwahr ein miserabler Wirkstoff, der Ihrer Gesundheit ohnehin nicht wohltut. Wenn wir ausgehen respektive Abende haben, an denen wir Alkohol trinken, bleiben wir meist länger wach, was den Schlafrhythmus stört, als dass besagte Schlaf-Zeiten nicht eingehalten werden. Dass Alkohol ungesund ist und nur in Maßen zu *genießen* ist, brauche ich nicht großartig auszuführen. Für den Konsum von Alkohol gelten dieselben Spielregeln, wie für ungesundes Essen/Süßigkeiten: Mit Verantwortung in Maßen genießen.

Alkohol erleichtert zwar das Einschlafen, aber die Schlafqualität leidet unter Alkohol. Tiefschlaf- und Traumphasen werden negativ beeinträchtigt, wenn wir vor dem Zubettgehen viel Alkohol trinken. Alkoholgenuss ist überdies eine häufige Ursache für Albträume und Durchschlafstörungen. Auch geringe Mengen Alkohol können Schlafstörungen bewirken. Neben den möglichen nächtlichen Problemen kann regelmäßiger Alkoholkonsum in die Abhängigkeit führen und sollte daher grundsätzlich vermieden werden.

Den Konsum koffeinhaltiger Getränke sollten Sie ebenfalls weitestgehend einschränken, zumindest nachmittags. Nehmen Sie nach dem Mittagessen keinen Kaffee und schwarzen Tee zu sich. Cola und Energydrinks sind sowieso tabu (siehe Kapitel **Warum Sie Zucker meiden sollten**). Die Wachmacher entfalten nur morgens ihre volle Wirkung, weshalb sie nachmittags ohnehin nicht getrunken werden sollten. Insbesondere deshalb, weil der

„Wach-Effekt" - in anderen Worten - der schlafschädigende Einfluss bis zu sechs Stunden anhält.

Ein guter Schlaf spendet Ihnen mehr Energie als Kaffee. Es ist weitaus nachhaltiger, für einen erholsamen Schlaf zu sorgen, als schlechten Schlaf mit viel Koffein zu kompensieren. Dass dies in erster Linie viel gesünder ist, steht sowieso außer Frage. Statt also Kaffee in hohen Mengen aufzunehmen, sollten Sie lieber einem guten Schlaf Geltung tragen.

Sie sollten am Abend keine schweren Mahlzeiten zu sich nehmen. Mit einem schweren Steak im Magen werden Sie nachts kaum ein Auge zudrücken. Gleiches gilt für einen leeren Magen. Hungrig zu Bett gehen ist ebenfalls keine besonders gute Idee.

Es wird nun einige geben, die von sich behaupten, dass sie mit vollen Magen besser einschlafen können. Dem möchte ich gar nicht widersprechen, tatsächlich schlafen einige Menschen gerade nach üppigen Mahlzeiten besser ein.

Ich möchte aber darauf hinweisen, dass wie schon beim Genuss von Alkohol vor dem Schlafengehen - die *Qualität des Schlafes* darunter leidet. Denn eine erhöhte Magen- und Darmaktivität nach einer kalorienreichen Mahlzeit hemmt die Regeneration beim Schlafen. Der Körper ist nachts damit beschäftigt, Essen zu verdauen, anstatt zu regenerieren.

Ziehen Sie es lieber vor, eine kleine Mahlzeit vor dem Zubettgehen zu sich zu nehmen. In der Regel verbessert leichte Kost, wie etwa ein Yoghurt, Milch mit Honig oder eine Banane, den Schlaf und erleichtert das Einschlafen. Ein Völlegefühl im Magen als auch nagender Hunger sind vorm Schlafengehen zu vermeiden. Legen Sie mit einem moderaten Bauchgefühl schlafen. Damit können Sie nichts falsch machen.

Um eine gute Nachtruhe zu gewährleisten, ist es ebenso wichtig, sich regelmäßig zu bewegen und Sport zu treiben. Im Bewegungsteil dieses Buches angedeutet, wirkt sich jede Art von körperlicher Aktivität direkt als auch indirekt positiv auf Ihren Schlaf aus. Insbesondere die Intensität der Tiefschlafphasen verbessert sich durch regelmäßige Bewegung.

Man schläft im Allgemeinen besser, wenn man sich regelmäßig und ausreichend bewegt. Die Erschöpfung nach dem Sport ist der ausschlaggebende Faktor hierfür. Allerdings sollten Sie intensive körperliche Anstrengung unmittelbar vor dem Schlafengehen vermeiden. Sport erhöht die Körpertemperatur und aktiviert die Prozesse im Körper, was zwar durchaus gesund ist, aber nicht zur Entspannung vor dem Schlafengehen beiträgt. Der Organismus braucht in der Regel zwei bis drei Stunden, um die Systeme wieder runterzufahren und den Körper auf das Einschlafen vorzubereiten.

Dasselbe gilt auch für geistige Anstrengungen vor dem Schlafen. Lassen Sie den Tag ruhig ausklingen, etwa mit dem Lesen eines Buches oder indem Sie (auf Papier) schreiben, wie Ihr Tag war... Und nicht mit einem geschäftlichen Telefonat, dem Schreiben von E-Mails oder Horrorfilmen.

Besonders das Scheiben eines Tagebuches kann ich Ihnen wärmstens empfehlen. Es ist eine sehr angenehme Art und Weise, den Tag zu beenden und sich aufs Schlafen vorzubereiten. Sie schließen den Tag mit einer kleinen Reflexion ab und haben Gelegenheit, das festzuhalten, was am Tag gut gelaufen ist. Auf diese Weise können Sie Ihre Sorgen verarbeiten und Erkenntnisse, Ideen, Erfolge oder tiefgründige Gedanken festhalten.

Ich möchte auch meine persönlichen Methoden, die mir helfen, ein gesundes, erfolgreiches und erfülltes Leben zu führen, an Sie weitergeben. Und in diesem Fall ist es das tägliche Schreiben, das Ihnen helfen könnte, selbiges für Ihr Leben zu erreichen. Sie werden nicht nur entspannter einschlafen, das ist nur einer der vielen tollen Nebeneffekte, sondern gewinnen dadurch auch an mehr Lebensqualität, weil Sie sich mit selbst auseinandersetzen und beginnen Ihr Leben und Ihren Tag zu reflektieren.

Das Schreiben eines Tagebuches kann ein Teil Ihres persönlichen Einschlafrituals sein. Ein persönliches Einschlafritual kann dem Körper das Signal zum Schlafen geben. Das Ritual kann alles sein, was Sie beruhigt. Es kann aus einer leichten Mahlzeit (siehe oben), dem Lesen eines Buches, einer warmen Dusche oder dem Hören von Entspannungsmusik bestehen. Dies ist ganz und gar Ihnen überlassen. Ein solches Ritual ist eine großartige Gelegenheit, den Tag ausklingen zu lassen und, wie der Name schon sagt, sich auf das Einschlafen einzustellen. Überlegen Sie sich einen gewissen Ablauf, dem Sie jeden Abend vor dem Schlafengehen nachgehen. Gestalten Sie ihn so, dass er Ihnen Freude bereitet. Schließlich wollen Sie den Tag mit etwas Angenehmen abschließen und mit einer inneren Ruhe zu Bett gehen. Ein Einschlafritual hilft Ihnen, diese innere Harmonie herzustellen.

Eine Sache gibt es noch, die Sie unbedingt beachten sollten.

Schauen Sie in der Nacht nicht auf den Wecker oder die Uhr. Ich weiß, es ist verlockend, aber das stetige Kontrollieren der Uhrzeit und das Ausrechnen, wieviel Schlaf Ihnen noch bleibt, ist sehr belastend. Es entsteht ein gewisser Leistungsdruck (»Ich muss jetzt endlich schlafen!«). Sie drehen sich im Bett und überlegen die ganze Zeit, dass Sie zu wenig Schlaf bekommen. Das Grübeln macht es aber nur noch schlimmer. Zwangsläufig führt es sogar dazu, dass Sie noch weniger Schlaf bekommen und wesentlich schlechter schlafen. Dieses ständige Sich-Sorgen-Machen dürfen Sie auf keinen Fall zulassen. Gibt es ein Mittel dagegen? Ja.

Es ist eine recht simple Methode, die keinerlei besondere Anstrengung erfordert. Drehen Sie den Wecker einfach weg, sodass Sie die Uhrzeit nicht sehen. Und wenn Sie sich dabei erwischen, nachzurechnen, wieviel Zeit Ihnen bis zum Aufstehen noch bleibt, *so denken Sie einfach an etwas anderes*. Denken Sie an etwas Schönes. An einen schönen Ort. An eine Person, die Sie lieben. An etwas Positives, was sich am Tag ereignete. Unnötige Sorgen verschwinden dann wie von alleine. Denken Sie einfach an etwas Schönes!

Was aber, wenn es doch vorkommt, dass Sie sich im Bett hin- und herwälzen, und trotz der oben angeführten Tipps nicht einschlafen können? Wenn das Einschlafen einige Zeit (15 bis 20 Minuten) nicht gelingt, sollten Sie aus dem Bett aufstehen und einer ruhigen Tätigkeit nachgehen. Zum Beispiel: Lesen, schreiben, Musik hören (Essen ist nicht erlaubt!). Machen Sie sich keinen Stress. Schauen Sie nicht auf die Uhr. Gehen Sie erst dann wieder ins Bett, wenn Sie sich schläfrig und müde fühlen. Sollte es nicht funktionieren, versuchen Sie es erneut. Wiederholen Sie dies so oft wie nötig. Bewahren Sie Ruhe, und nehmen Sie das nicht zu ernst. Jeder hat mal Nächte, in denen er oder sie Schwierigkeiten hat, richtig zu schlafen. Sollten Sie (mal wieder) so eine Nacht erleben: Cool bleiben. Gelassenheit ist der Schlüssel.

***

Sie haben jetzt alle wichtigen Regeln an die Hand bekommen, die Ihnen dabei dienen, einen gesunden Schlaf zu verwirklichen. Nutzen Sie diese für sich! Befolgen Sie die Grundsätze gewissenhaft und Sie werden nicht nur besser schlafen, sondern auch tagsüber energetischer auftreten und Ihre Gesundheit maßgeblich aufwerten. Aber… Da fehlt noch was. Um *wirklich* erholsamen Schlaf zu bewirken, reicht es nicht, Grundsätze und Regeln einzuhalten. Sie werden zwar durchaus positive Resultate erzielen. Doch wenn Sie das Ganze krampfhaft angehen, sich des Schlafes wegen Stress machen, werden Sie sich sehr schwer tun, gute Schlafgewohnheiten zu entwickeln und dementsprechend selten erholsame Nächte erleben.

Schlafen - Schlusswort

Schlafen ist etwas Wunderbares. Womöglich wird es uns Menschen immer ein Rätsel bleiben, warum wir überhaupt schlafen müssen. Wir brauchen Schlaf, genauso wie wir Nahrung, Wasser und Sauerstoff zum Überleben benötigen. Erst durch eine erholsame, kraftspendende Nachtruhe entfalten wir die Energie, die wir am Tag benötigen, um Probleme zu lösen, Ziele in Angriff zu nehmen, aktiv zu sein, glückliche Momente auszukosten - schlichtweg das Leben zu genießen.

* * *

Die angeführten Strategien im Schlafteil dieses Buches haben Ihnen das nötige Wissen mitgegeben, um die Qualität Ihres Schlafes aufzuwerten. Nutzen Sie diese! Am Anfang werden Sie nicht alle auf einmal umsetzen können, und das brauchen Sie auch gar nicht. Gehen Sie Schritt für Schritt vor. Adaptieren Sie zuerst eine Strategie, und arbeiten Sie erst an der nächsten, wenn diese zu einer Gewohnheit geworden ist. Suchen Sie sich diejenigen Grundsätze aus dem Buch heraus, die Ihnen gefallen und in Ihren Alltag passen.

IV. Positive Lebenseinstellung

Dieses Kapitel zeigt Ihnen, wie Sie durch eine positive Denkweise eine bessere Gesundheit erlangen können. Hier wird eine Lebenseinstellung beschrieben, die auf Dankbarkeit, Liebe sowie Achtsamkeit beruht und Ihnen als Inspiration dienen soll, Ihr Leben auf eine glücklichere Ebene zu befördern. Es werden klar anwendbare Prinzipien formuliert, die Sie in Ihr Leben integrieren können, um von innen heraus Lebensfreude zu entwickeln, was zu einer besseren (geistigen) Gesundheit führt.

Beim Lesen des Buches wird Ihnen klar, dass Ihr Körper ein komplexes System ist. Ein System, in dem sich alles gegenseitig bedingt und alles aufeinander einwirkt. Die fundierten Ratschläge aus den Teilen Ernährung, Bewegung und Schlaf werden Einfluss auf Ihre Lebensfreude haben, als dass Sie Ihre Gesundheit und Ihre Lebensqualität aufwerten.

Gewiss, eine gesündere Lebensweise aufgrund besserer Gewohnheiten in diesen drei wesentlichen Bereichen (Ernährung, Bewegung und Schlaf) wird zu einem besseren Leben führen. Gesundheit ist aber keine rein physische Komponente. Sie definiert sich auch über den psychischen Zustand.

Gesundheit ist also vielmehr ein Zusammenspiel aus körperlichem und geistigem Wohlbefinden. Wir müssen uns an gewisse Grundsätze halten, die zu einem erfüllteren und glücklicheren Leben führen. Grundsätze, die wir alle mehr oder weniger kennen, aber die meisten von uns leider vergessen. Diese Grundsätze des Glücks, wie ich sie vorsichtig nennen möchte, müssen wir uns immer wieder vor Augen führen. Denn die meisten Erkrankungen sind psychischer Natur. Wir Menschen sind in einer Hinsicht sehr speziell. Unsere Art zu denken kann entweder krank machen - oder glücklich. Um sich eines guten und gesunden Lebens zu erfreuen, sollten wir uns also lieber für das Glück entscheiden.

Jeder Mensch definiert das Wort Glück anders. Glück hat viele Bedeutungen. Für den einen mag es viel Geld, für den anderen ein langes Leben und wiederum für jemand anderen viele Momente der Freude sein. Weil jeder eine individuelle Vorstellung von Glück hat, scheint es auf den ersten Blick nicht logisch, fundamentale Grundsätze zu definieren, die für jeden gelten sollen. Einige werden glauben, dass ihre Erfahrungen, die individuellen Umstände und ihre besondere Lebenssituation andere Strategien erfordern und dass die Grundsätze auf sie nicht anwendbar sind. Tatsächlich ist jeder Mensch einzigartig, und genauso einzigartig sind auch die persönlichen Gegebenheiten und Situationen, in denen sich jeder Mensch befindet. Grundsätze heißen aber deshalb Grundsätze, weil sie die Grundlage, die Basis, für die Erfüllung der Zufriedenheit eines jeden Menschen bilden.

Viele Menschen suchen ihr persönliches Glück außerhalb von sich selbst. Warum sonst streben Menschen nach Reichtum, Erfolg, Liebe, Macht? Sie erhoffen sich, darin ihr Glück zu finden und wenn sie einmal Reichtum, Erfolg oder Macht (in manchen Fällen auch Liebe) erlangt haben, wollen sie mehr davon. Sie werden nie genug bekommen, weil es sie nicht in dem Maße glücklich macht, wie sie es sich vorgestellt haben. Leider erfahren die meisten erst am Ende ihres Lebens, wenn es schon zu spät ist, dass man sein Glücksgefühl nicht mit materiellen Werten befriedigen kann.

»Es ist schwer, das Glück in uns zu finden, und es ist ganz unmöglich, es anderswo zu finden«, erkannte der französische Schriftsteller Nicolas Chamfort. Die Grundsätze für innere Zufriedenheit möchte ich Ihnen in diesem letzten Teil **Positive Lebenseinstellung** näherbringen. Dieser Teil bildet die vierte Säule des gesunden Le-

bens. Es werden einfache Werte wie Dankbarkeit, Achtsamkeit und Liebe dargestellt, auf die wir uns fortlaufend besinnen sollten.

Der Anspruch dieses Kapitels ist es, Sie dazu zu verleiten, die Welt mit positiven Augen zu sehen, sich häufiger des Schönen im Leben bewusst zu werden, einfach, glücklicher zu sein.

Glück wird nicht von außen bestimmt und hängt nicht von dem Verlauf Ihres Lebens ab. Es ist vielmehr das Ergebnis der eigenen Lebenseinstellung. Die eigene Lebenseinstellung ist nicht unveränderlich. Sie selbst haben Einfluss auf Ihr inneres Wohlbefinden und können sich eine Lebenseinstellung zu eigen machen, die es Ihnen erlaubt, dauerhaft Glück und Zufriedenheit zu erlangen.

Nach dem Lesen dieses Kapitels werden Sie überall die kleinen, alltäglichen Wunder erkennen, wo Sie diese vorher gar nicht vermutet hätten. Sie werden öfter Situationen und Erlebnisse haben, die sich als schön und positiv beschreiben lassen. In diesem Kapitel wird Ihnen eine Betrachtungsweise mitgegeben, die Sie die Welt mit anderen Augen sehen lässt. Sie müssen aber offen sein für diese Veränderung. All die wertvollen Weisheiten, die hier mit Ihnen geteilt werden, nützen rein gar nichts, wenn Sie nicht die Bereitschaft haben, diese auf Ihr Leben zu übertragen.

Wenn Sie hingegen diese Bereitschaft und die nötige Motivation haben, mithilfe der hier angeführten Ansichten etwas in Ihrem Leben zum Positiven zu ändern, so werden die Ergebnisse nicht lange auf sich warten lassen. Sie hinter das Geheimnis nachhaltiger Zufriedenheit kommen. Diese werden über die Qualität Ihrer Gesundheit maßgeblich mitbestimmen und diese selbstverständlich verbessern.

Es sind die Gedanken und Glaubenssätze, die Sie aufnehmen sollten, um Ihr Leben mit Glück und Zufriedenheit zu füllen.

***

Jeder Mensch hat seinen eigenen Weg, glücklich werden. Jeder Mensch hat auch seine eigene Vorstellung von einem erfüllten Leben. Das Kapitel liefert Ihnen weder den einen, individuellen Weg zum Glück - diesen „einen" Weg gibt es nämlich auch gar nicht - und auch kein exakte Darstellung eines glücklichen Lebens. Sie müssen Ihren eigenen Weg finden und sich Ihr glückliches Leben auf eigene Faust erschaffen. Sie müssen es sich so vorstellen, als würden Sie ein Bild malen. Es gibt viele Farben, die Sie benutzen können, um ein schönes Bild zu malen und genauso gibt es viele Wege, ein schönes Leben zu führen. Der Anspruch des Kapitels **Positive Lebenseinstellung** ist, Sie dazu anzuregen, eine optimistische Sichtweise auf die Dinge und auf Ihr Leben anzunehmen. Eine Sichtweise, die das Leben erleichtert und Ihnen den Weg zum persönlichen Glück aufweist.

Das Prinzip der Dankbarkeit.

Ein Schlüssel zum Glück und zu einem erfüllten Leben ist Dankbarkeit. Wir sollten uns immer wieder bewusst vor Augen führen, wofür wir dankbar sein können. Es gibt so vieles, wofür es dankbar zu sein gilt. Ob es nun die Familie, Besitztümer, unsere einzigartigen Fähigkeiten oder unsere Gesundheit ist - so vieles, das nicht selbstverständlich ist.

Allzu leicht vergessen wir nämlich das zu schätzen, was wir haben. Wir konzentrieren uns auf das, was wir nicht haben. Es liegt in unserer Natur, es handelt sich um einen Überlebensinstinkt. Wir wollen mehr, weil uns das, was wir haben, nicht genügt. Wir sind sozusagen darauf programmiert, unzufrieden zu sein. Die Kunst der Dankbarkeit ist aber, eben mit dem, was wir *haben*, glücklich zu sein.

Wir sollten bestrebt sein, regelmäßig das Gefühl der Dankbarkeit in uns auszulösen. Dankbarkeit macht ein tiefes Gefühl der Befriedigung, der Zufriedenheit und der Freude in uns breit. Kennen Sie das Gefühl? Das Gefühl, das einen überkommt, wenn jemand Ihnen etwas Gutes tut - oder Sie jemandem etwas Gutes tun. Es ist eines der schönsten Gefühle, die es gibt. Wir können zulassen, dass dieses Gefühl öfters in uns ausgelöst wird...

Besonders sobald wir Angst, Frust oder Ärger verspüren, sollten wir uns auf die Dinge besinnen, auf die wir dankbar sein können. Sie können das auch jetzt sofort tun. Legen Sie kurz das Buch beiseite und denken Sie an fünf Dinge, für die Sie dankbar sein können. Wenn wir uns regelmäßig auf diese Übung konzentrieren, sehen wir Probleme, Sorgen und Ängste in einem anderen Licht - erstens betrachten wir das ganze Bild. Auf unser gesamtes Leben übertragen, wiegen Fehler und Probleme nicht so schwer.

Wie kann das sein? Ganz einfach: Wir können nicht zwei Gedanken gleichzeitig denken und nicht zwei Gefühle gleichzeitig fühlen: Wir können nicht im selben Moment Ärger empfinden und gleichzeitig dankbar sein.

Stellen Sie sich vor, negative Gefühle wie Angst, Frust und Ärger sind Dunkelheit. Was können wir tun, um unsere Angst zu besiegen? Um von Frust und Ärger runterzukommen? Wir können die Dunkelheit nicht bekämpfen. Wir können Dunkelheit auch nicht verdrängen. *Wir können Dunkelheit nur mit Licht überstrahlen.* Dankbarkeit ist so ein Licht. Es hilft uns, unseren Ängste und Problemen auf gelassenere Art gegenüberzutreten.

Es gibt unzählige Gründe, dankbar zu sein. Hier sind einige Beispiele:

Wir können dankbar sein, dass…

… wir gehen, lachen, weinen, hören und sehen können.
… wir und unsere Familie gesund sind,
… wir nicht hungrig zu Bett gehen müssen,
… wir gutes und ausreichend Wasser zu trinken haben.

Und wenn …

… uns jemand ein Lächeln oder ein Kompliment schenkt,
… wir Freunde haben, die für uns da sind,
… wir in einer stabilen Partnerschaft leben,
… wir in einem friedlichen und demokratischen Land leben.

Sie sehen: Die Liste ließe sich endlos fortsetzen. Gewiss fallen Ihnen noch zahlreiche Beispiele ein, wenn Sie eine Weile darüber nachdenken. Ohne diese Dankbarkeit indes entwickelt sich eine Sichtweise, die sich auf den Mangel und das Fehlende konzentriert. Man hält das, was man hat, für selbstverständlich. Nur das was man noch nicht hat, kann einen zufriedenstellen. So wird man aber niemals zufrieden, denn wenn man etwas erlangt, kann es einen nicht mehr befriedigen. Es zählt ja nicht mehr zu den Dingen, die man noch nicht hat - es wird wieder zu einer Selbstverständlichkeit. Das Streben nach immer mehr macht auf Dauer einfach nicht glücklich.

Wer sich und seine Umwelt nur noch so wahrnimmt, kann nur unzufrieden, neidisch und unglücklich werden. Ein solcher Mensch beraubt sich selbst der Schönheit, die das Leben im Übermaß zu bieten hat und der Möglichkeit, glücklich zu sein.

Wer nur Augen für das Unzulängliche hat, entwickelt eine negative Weltsicht, die in einem Teufelskreis endet. Ein chinesisches Sprichwort besagt: *»Wer das Schlechte sucht, wird das Schlechte finden. Wer das Schöne sucht, wird das Schöne finden.«*

Sicher, nicht jeder Tag ist gut, nicht alles auf dieser Welt ist perfekt, aber jeder Tag hat etwas Gutes und unsere Welt ist eine gute Welt – man muss es nur erkennen. Es gibt natürlich Menschen, die das nicht wahrhaben wollen und alles mies machen. Es ist ja die Aufgabe des Miesepeters, alles mies zu machen. Auf der anderen Seite gibt es die Menschen, die dankbar sind, einen weiteren Tag auf dieser einzigartigen Welt verbringen zu dürfen. Sie sehen den Tag als Chance und genießen ihn, weil sie wissen, dass dieser Tag nicht wiederkehren wird. Sie betrachten jeden Tag als ein einmaliges Geschenk.

Es geht nicht darum, welche dieser beiden Weltanschauungen wahr bzw. falsch ist. Fragen Sie sich: Welcher Gruppe geht es besser? Beobachten Sie beide Charaktere eine zeitlang und Sie werden eine eindeutige Antwort erhalten.

***

Wenn Sie es sich zur Gewohnheit machen, für die Reichtümer dankbar zu sein, welche das Leben in großer Zahl bereithält, dann werden Sie viele positive Veränderungen in Ihrem Leben erfahren. Unter anderem werden Sie die Menschen in Ihrem Leben mehr schätzen und lieben. Des weiteren werden Sie ein freundliches, offenes und zuvorkommendes Auftreten an den Tag legen, gegenüber den Menschen auf der Arbeit, genauso wie denen im Privatleben - und die anderen werden deshalb auch zu Ihnen freundlicher sein.

Wir schätzen die Gesellschaft von dankbaren Menschen am meisten von allen. Denn die Dankbaren sind zugleich die Glücklichsten. Und die Dankbaren und Glücklichen sind es, deren Anwesenheit immer gern gesehen ist. Sind wir liebevoll zu anderen, so sind die anderen liebevoll zu uns. Einfaches Prinzip. Wir ziehen das an, was wir ausstrahlen...

Was ich damit sagen will, ist: Wir empfangen, wenn wir geben. Helfen wir anderen, das zu erhalten, was sie sich wünschen - so erhalten wir im Gegenzug das, was wir ersehnen. In diesem Fall erhalten Sie mehr Gesundheit, wenn Sie anderen helfen, gesünder zu leben. Zum Beispiel indem Sie mit Ihren Mitmenschen einige der Inhalte aus diesem Buch teilen.

Das Schönste an der Dankbarkeit ist, dass man das zu schätzen weiß, was man hat. Man ist emotional nicht von materiellen Besitztümern abhängig. Denn das Glücksgefühl tragen wir bereits in uns. Man sucht es nicht außerhalb - denn außerhalb werden wir Glück niemals finden. Wir müssen es in uns selbst finden. Und das geht am einfachsten, wenn wir dankbar sind. Dankbar sind, dass wir leben und ein Teil dieser Welt sind. Sogar viel mehr als das. Eines kann ich Ihnen verraten. Sie sind mehr als bloß ein weiterer Mensch auf diesem Planeten. *Sie sind ein Geschenk für die Welt!* Genauso, wie die Welt ein Geschenk für Sie ist.

Führen Sie sich das vor Augen und seien Sie überzeugt von diesen Worten. Sie werden augenblicklich eine tiefe Dankbarkeit in sich spüren und die kleinen Dinge in Ihrem Leben mehr zu schätzen wissen. Jeder Tag hält so viel Schönes für Sie bereit. Sie müssen nur gewollt sein, diese kleinen Geschenke zu erkennen, anzunehmen und dafür dankbar zu sein.

Lachen Sie!

Charlie Chaplin sagte einst: *»Jeder Tag, an dem du nicht lachst, ist ein verlorener Tag.«*

Die positiven Auswirkungen von Humor und Lachen sind überwältigend. Leider lachen die meisten von uns viel zu selten und so kommen nur sehr wenige in den Genuss dieser Vorteile. Welche Vorteile Lachen und Humor haben, auch in Bezug auf Ihre Gesundheit, darum geht es in diesem Kapitel.

Ein kleiner Witz zur Einstimmung auf das Thema Lachen:
Ein Ehepaar, beide 60 Jahre alt, trifft bei einem Spaziergang im Wald auf einen Zauberer. Dieser gewährt jedem der beiden einen Wunsch. Der Mann, ganz aufgeregt: »Ich wünsche mir eine 30 Jahre jüngere Frau!« »Kein Problem«, erwidert der Zauberer.

Hokuspokus, Rauch steigt auf und der Mann ist 90 Jahre alt.

***

Können Sie sich daran erinnern, wann Sie das letzte Mal aus vollem Herzen gelacht haben? Oder ist das Lachen eher etwas, das aus Ihrer Sicht nur kleine Kinder und "kindische" Erwachsene tun? Gehören Sie zu den Menschen, die man als humorvolle Lachkanone beschreibt oder eher zu den Griesgrams, die alles mit dem Kommentar »Was gibts da schon zu lachen« abtun und nur lächerlich finden?

Was meinen Sie, warum wir im Kindheitsalter am glücklichsten sind? Um diese Frage zu beantworten, braucht man keine komplexen wissenschaftlichen Studien. Es reicht ein einziger Fakt, der Ihnen die Augen öffnen sollte.

Kinder lachen 400 Mal am Tag. Erwachsene gerade mal 15 Mal.

Eine traurige Lachbilanz für uns - traurige - Erwachsene. Besonders wenn wir daran denken, wie gut Lachen tut und welche positive Auswirkungen das Lachen auf unser seelisches und körperliches Befinden hat. Das Interessante: Die Fähigkeiten zu lächeln und zu lachen ist angeboren. Jeder kann das. Der Mensch beginnt zu sein, wenn er zum ersten Mal lacht. Das Lächeln eines Neugeborenen ist das erste menschliche Kommunikationssignal der Freude.

»Lachen ist die beste Medizin«, sagt man auch so schön. Und da ist was Wahres dran! Lachen steht uns zu nahezu jederzeit kostenlos zur Verfügung. Lachen kann unsere Gesundheit erhalten, wenn nicht gar erhöhen respektive zu unserer Gesundung beitragen. Denn wer lacht, der lebt länger und er lebt länger gesünder. Im Folgenden sehen Sie eine ausführliche Liste mit all den „Nebenwirkungen" des Lachens. Ob es eine leichte Erkältung ist oder eine lebensbedrohende Krankheit: Regelmäßiges Lachen führt auch dazu, dass Patienten schneller wieder gesund werden, wie eine Studie der *University of New Mexico* belegte.

Des weiteren ist Lachen der wohl beste Stresskiller und die sicherste Entspannungsmethode überhaupt. Lachen befreit nämlich auf effiziente und natürliche Weise von Anspannung, Stress, Ärger und Angst.

Lachen bewirkt folgende positive Veränderungen im Körper:

- Es werden massenweise Glückshormone (Endorphine) ausgeschüttet. Die Stimmung verbessert sich rasant. Wir fühlen dabei gut.

- Das Zwerchfell wird in Bewegung gesetzt. Dabei werden unsere Verdauungsorgane aktiviert, die Verdauung wird dementsprechend gefördert.

- Durch Lachen werden schmerzstillende und entzündungshemmende Stoffe freigesetzt. Hierdurch können alle Arten von Schmerzen gelindert werden.

- Der Puls wird beschleunigt und der Kreislauf angekurbelt, die Haut besser durchblutet. Unweigerlich führt das dazu, dass das Gesicht jung bleibt, da die Haut gestrafft und mit Sauerstoff versorgt wird. Die Gesichtsmuskeln werden trainiert.

- Lachen stärkt unsere Abwehrkräfte und aktiviert die Immunabwehr. Allein der Gedanke an lustige Situationen erhöht gesundheitsschützende Mechanismen im Körper.

- Regelmäßiges Lachen verbessert die Blutfettwerte den Cholesterin- und Blutzuckerspiegel.

- 2 bis 3 Minuten herzhaftes Lachen sind, was unsere Gesundheit (nicht Fitness) betrifft, genauso effektiv wie 15 Minuten Joggen. Das heißt nicht, dass Sie Ihren Sport durch Lachen ersetzen können!

- Wenn wir in stressigen Situationen lachen, verlangsamen wir den Ausstoß von Stresshormonen und „lockern" Körper und

Geist auf. Die Muskeln entkrampfen sich. Eine Minute Lachen wirkt so erfrischend und entspannend wie 45 Minuten pure Mediation.

- Lachen fördert die Kreativität und lässt uns glücklich(er) werden.

Vielleicht werden Sie nun einwenden, dass diese positiven Auswirkungen des Lachens alle schön und gut sind, aber Ihnen in Ihrer derzeitigen Situation nicht nach Lachen zumute ist. Gewiss gibt es Momente, leider nicht wenige, in denen man zu betrübt, zu erschöpft, zu niedergeschlagen ist, um lachen zu können. Das ist ganz normal. Es gibt auch niemanden, der immerzu lacht. Das Leben besteht nicht nur aus Freude und Glückseligkeit. Aber je öfter Sie lachen, desto häufiger werden Sie Momente der Freude und des Glücks erleben. Versuchen Sie häufiger Gelegenheiten zu suchen und Situationen zu kreieren, in denen Sie Grund zum Lachen haben. Und kosten Sie diese Momente voll aus. Lachen Sie aus vollem Herzen. Seien Sie nicht so schüchtern und lachen Sie mal laut!

Man kann sich auch zum Lachen zwingen.

Amerikanische Psychologen haben vor einigen Jahren ein Experiment durchgeführt, das zeigt, dass man durch das einfache Simulieren eines Lächelns die Auswirkungen eines Lachens hervorrufen kann. Versuchspersonen bekamen die Aufgabe, einen Bleistift zwischen die Zähne zu klemmen - was unweigerlich ein Lächeln erzeugt. Die Stimmung der Probanden verbesserte sich rasant. Als jedoch dieselben Versuchspersonen einen Schmollmund aufsetzten und den Bleistift zwischen Mund und Nase fixierten, verschlechterte sich die Laune nachweislich!

Das will nicht heißen, dass Sie sich einen Bleistift zwischen die Zähne klemmen sollen, wenn Sie traurig oder verärgert sind. Was ich damit sagen möchte, ist: Je öfters Sie sich zwingen zu lächeln, desto öfter werden Sie auch ungezwungen anfangen zu lachen. Wer häufiger lachen möchte, muss sich selbst auch die Gelegenheit dazu geben. Versuchen Sie, so viele Anlässe wie möglich zu finden, um herzhaft lachen zu können. Und wenn es keinen gegebenen Anlass gibt: Erfinden Sie einen und lachen Sie trotzdem. Zur Not können Sie auch einfach lächeln.

Lachen ist außerdem insofern sehr bedeutungsvoll für uns, als dass es uns die Kommunikation und den Umgang mit unseren Mitmenschen um ein Vielfaches erleichtert. Wer viel lacht und einen guten Humor hat, sorgt für gute Stimmung, strahlt positive Energie aus und wirkt gelassen auf andere. Wir sehnen uns danach, uns mit glücklichen Menschen zu umgeben, weil sich deren Freude auf uns abfärbt und unseren Gemütszustand erheitert.

Ihre Anwesenheit wird mehr geschätzt, wenn Sie oft und authentisch lachen, weil Sie dadurch die Anderen dazu bringen, ebenfalls herzhaft zu lachen. Gemeinsamer Humor und viele herzhafte Lacher sind eine wesentliche Grundvoraussetzung für eine harmonische Freund- oder Partnerschaft. Je öfter wir lachen, desto mehr Qualität haben unsere Beziehungen - und damit einhergehend auch unser Leben (und das Leben anderer). Unzweifelhaft profitiert unsere Gesundheit besonders davon. Vor allem, wenn wir gemeinsam lachen. Wir lachen häufiger und intensiver, wenn wir uns mit unseren besten Freunden umgeben. In Gesellschaft lacht es sich einfach am besten. Geteiltes Glück ist doppeltes Glück!

***

Lachen ist die beste Medizin. Es kostet nichts und es macht glücklich. Nicht nur das eigene, sondern auch das Wohlbefinden Ihrer Mitmenschen wird gesteigert, wenn Sie oft und herzhaft lachen. Seien Sie bestrebt, jeden Tag so oft es geht zu lachen und gleichermaßen andere zum Lachen zu bringen. Sie tun nicht nur sich selbst, sondern auch anderen Menschen etwas Gutes und verbessern Ihre eigene und die Gesundheit Ihrer Mitmenschen. Lachen ist die beste Medizin!

Freunde machen glücklich.

Ein stabiles soziales Umfeld ist unerlässlich, wenn Sie ein glückliches und gesundes Leben führen möchten. Mehrfach wurde wissenschaftlich belegt, auch wenn man dafür eigentlich keine Beweise braucht: Unser Gesundheitszustand hängt auch von der Qualität unserer freundschaftlichen Beziehungen ab. Gute und tiefe Freundschaften verlängern das Leben und bereichern dieses in vielerlei Hinsicht.

Ohne Freunde sind wir hingegen einsam und unglücklich. Und das ist bei Erwachsenen oft der Fall. Vielleicht liegt darin auch der Grund, warum Kinder 25-mal mehr lachen als Erwachsene. Sie lachen mehr, weil sie ihre Freunde wesentlich häufiger sehen und deshalb weitaus glücklicher sind als Erwachsene. Warum ist das so?

Mit der Zeit haben wir immer weniger Zeit für unsere Freunde, vor allem wenn wir erwachsen werden. Im Kindheitsalter mussten wir nicht arbeiten gehen und uns um unsere Familie kümmern. Damals hatten wir weniger Verpflichtungen und hatten viel Zeit, die wir mit unseren Freunden verbringen konnten.

Denn das ist der springende Punkt: Um Freundschaften zu pflegen, braucht es Zeit. Zeit, die uns im Erwachsenenalter zu fehlen scheint. Arbeit, Verpflichtungen, Termine…

Es bleibt nichts anderes übrig, als seine Freundschaften aufzuopfern, weil man keine Zeit mehr für diese hat. So viel sei aber gesagt: *Wenn Sie sich eines nicht leisten können, dann ist es, keine Zeit für Ihre Freunde zu haben.* Der einfachste und mit Abstand sicherste Weg, um unglücklich zu werden, ist einsam zu sein. Einsamkeit macht Sie traurig. Einsamkeit lässt Sie früher sterben. Einsamkeit ist schlecht für Ihre Gesundheit.

Mit richtig guten Freunden werden Sie nicht einsam. Sie können sich Ihren Freunden anvertrauen, mit ihnen gemeinsam etwas unternehmen und sich auf diese verlassen. Freunde hören Ihnen zu. Das ist sehr wichtig. Denn wir brauchen jemanden in unserem Leben, mit dem wir uns über das austauschen können, was uns beschäftigt, was uns Sorgen bereitet oder was uns Schönes widerfahren ist. Voraussetzung ist natürlich, dass Sie sich genauso für Ihre Freunde interessieren, damit diese sich aufrichtig für Sie interessieren.

Beachten Sie allerdings, dass es weitaus schöner ist, *hochwertige* Freundschaften pflegen, als dass Sie über einen breiten Freundeskreis verfügen, der viel eher aus Bekannten besteht, mit denen Sie sich nicht ernsthaft austauschen können. Oberflächlichkeit ist ein schlechtes Rezept, wenn Sie sich richtige Freunde wünschen. Es gibt keinen Menschen, der 100 Freunde hat. Auch nicht 70, 50 und auch nicht 20. Menschen, mit denen Sie sich gut verstehen, sind nicht automatisch Ihre Freunde. Denn eine *wahre* Freundschaft besteht aus wesentlich mehr als einer Sympathie für einander - allerdings ist das die Grundlage für eine innige Freundschaft.

Woran erkennen Sie aber wahre Freunde?

Das Fundament für einer gesunden Freundschaft bildet Respekt. Auf Respekt beruht jede zwischenmenschliche Beziehung. Eine wahre, tiefergehende, starke und langanhaltende Freundschaft zeichnet sich des weiteren durch Vertrauen, gemeinsame Interessen, Humor, tiefgründige Gespräche und gemeinsame goldene Momente aus.

Vertrauen

Wahre Freunde können sich auf den jeweils anderen verlassen. Sie wissen, dass Ihre Geheimnisse beieinander sicher sind. Vertrauen gibt das Gefühl, geachtet und somit respektiert zu werden sowie das beruhigende Gewissen, dass wenn man seinen Freund/ seine Freundin braucht, er oder sie für einen da ist.

Gemeinsame Interessen
Eine Freundschaft funktioniert besonders gut, wenn beide Freunde sich den gleichen Dingen widmen. Aus gemeinsamen Interessen und Hobbys entstehen auch die meisten Freundschaften.

Humor
Gute Freunde sollten immer einen Grund zum Lachen haben und lauthals und herzhaft miteinander lachen können. Die Qualität der Freundschaft gewinnt enorm an Wert, wenn man häufig gemeinsam lacht.

Tiefgründige Gespräche
Andererseits sollten wirklich gute Freunde auch mal über ernste Dinge sprechen können. Es sind zumeist eben jene Gespräche, die die Freundschaft festigen und vertiefen. Man muss mit seinem Freund/seiner Freundin über seine Gefühle reden und sich emotional öffnen können.

Goldene Momente
Momente, die das Hier und Jetzt verschönern und Erinnerungen, die für die Ewigkeit halten, sind der Sinn und Zweck aller zwischenmenschlichen Freundschaften. Diese verleihen der Beziehung einen unbezahlbaren Wert. Momente der Glückseligkeit und Freude mit unseren besten Freunden dürfen als die entscheidenden Erlebnisse in unserem Leben angesehen werden.

Und um all diese fünf Felder auf eine Freundschaft zu vereinen, muss man kontinuierlich in die gemeinsame Zeit investieren. Im besten Falle haben Sie drei bis fünf Menschen in Ihrem Leben, bei denen diese tiefergehende Ebene vorhanden ist. Versuchen Sie nicht, eine solche tief gehende freundschaftliche Bindung mit zu vielen Leuten aufzubauen. Es ist zeitlich nicht möglich, solch eine starke Freundschaft mit mehr als fünf Personen gleichzeitig aufrechtzuerhalten. Dafür hat der normale Mensch auch nicht die Energie.

Es gibt einen Zusammenhang zwischen einer guten Gesundheit und einem stabilen sozialen Umfeld. Für Jung und Alt spielt die Integration in bestehende Kreise eine wichtige Rolle.

Am Anfang unseres Lebens ist es sehr wichtig, dass wir schnell Anschluss finden und erste Freundschaften knüpfen. Ältere Menschen profitieren von Freundschaften, weil soziale Interaktion einen belebenden Effekt auf Geist und Seele ausübt.

Im mittleren Alter jedoch ist die Qualität unserer Beziehungen besonders entscheidend. Dies liegt dem zugrunde, als dass wir in dieser (der wohl längsten) Lebensphase viel Unterstützung benötigen, weil im Erwachsenenalter die meisten Herausforderungen auf uns warten.

Darum sind hochwertige Freundschaften im mittleren Lebensabschnitt unerlässlich. Wir brauchen wenige, gute Freunde um uns herum, die uns motivieren, mit denen wir Spaß haben und auf die wir in schwierigen Zeiten zählen können. Der Kontakt mit Freuden hilft, einen positiveren Blick auf die eigene scheinbar aussichtslose Situation zu bekommen und den Kopf zu befreien.

Auf lange Sicht gibt es nichts gesünderes, als über gute Freunde zu verfügen. Studien haben immer wieder bestätigt, dass gute freundschaftliche Beziehungen den Großteil unserer Lebensfreude und unseres empfundenen Wohlbefindens ausmachen. Wer keine Freunde hat, lebt gefährlich: Einsamkeit kann so schädlich sein wie täglich 15 Zigaretten zu rauchen, wie die *University of Nottingham* herausgefunden hat. Wer hingegen viel Zeit mit

Freunden verbringt, hat ein stärkeres Immunsystem sowie ein verringertes Risiko für Bluthochdruck und Depressionen.

Sie sind erheblich weniger gestresst und erleben eine schöne Zeit, wenn Sie regelmäßig Ihre Freunde *sehen*. Telefonieren und Internet-Chats zählen nicht. Sie müssen auf allen Ebenen der Kommunikation interagieren, und dazu gehört nunmal mehr, als sich bloß mit Worten auszutauschen. Eine emotionale Verbindung kann nur von Angesicht zu Angesicht aufgebaut werden. Diese ist unerlässlich, um die Freundschaft voll zu entfalten und auch zu verbessern.

Nicht zu unterschätzen ist Ihr Selbstwertgefühl, das durch häufige Unternehmungen mit Freunden gesteigert wird. Sie wissen ja: Selbstbewusste Menschen leben länger. Sie sind zuversichtlich und zielstrebig, und haben deshalb weniger Schwierigkeiten in Hinblick auf ihre Gesundheit Erfolge zu erzielen.

Sie sollten bestrebt sein, sich als Teil einer ganzen Gruppe zu fühlen, was evolutionär gesehen sehr wichtig ist. Um überleben zu können, mussten sich unsere Vorfahren schließlich mit anderen Menschen verbünden. Wir empfinden dabei naturgemäß das Gefühl der Stärke. Dieses Gefühl der Stärke kommt noch besser zur Geltung, wenn Ihre Freunde positiv gestimmt sind und Sie nicht klein machen.

Ihre Freunde sollten Sie unterstützen und andersrum genauso. Wahre Freunde unterstützen einander und bauen sich gegenseitig auf. Ein wahrer Freund ist bestrebt, dass es dem anderen gut geht und kümmert sich um das Wohl des anderen. Sei es eine nette Geste, ein aufmunterndes Wort, ein kleines Geschenk oder ein guter Witz: *Freunde bereichern das Leben des jeweils anderen, weil Sie den aufrichtigen Wunsch haben, dass es dem anderen gut ergeht.*

Wie gewinnt man Freunde?

Hören Sie anderen zu, bevor Sie erwarten, dass andere Ihnen zuhören. Gleiches gilt, wenn Sie jemanden wünschen, mit dem man Spaß haben kann. Alles fängt bei Ihnen an. Seien Sie die Persönlichkeit, mit der man Spaß haben kann. Eine Persönlichkeit, die vertrauensvoll ist und gut zuhören kann. Andere bei der Erreichung ihrer Ziele unterstützt und Menschen aufbaut. Seien Sie eine Persönlichkeit mit einer positiven Lebenseinstellung und die Leute werden Schlange stehen, um mit Ihnen befreundet zu sein.

* * *

Deshalb: Sorgen Sie für Ihrer Wohl, indem Sie sich um das Wohl anderer sorgen. Sie müssen Zeit und Energie investieren, um gute Freundschaften aufzubauen und zu erhalten. Des weiteren ist es ratsam, gewissen Werten Beachtung zu schenken, etwa Ehrlichkeit, Loyalität und Vertrauenswürdigkeit. Dabei ist die Regelmäßigkeit wichtiger als die Dauer. Richten Sie es so ein, dass Sie Ihre Freunde mindestens zwei- dreimal die Woche sehen. Es müssen keine stundenlangen Verabredungen sein. Ein oder zwei Stunden sind völlig ausreichend (mehr ist natürlich besser).

Sollte ein geschäftlicher Aufenthalt im Ausland, ein wichtiges Projekt oder sonstiges Sie über einen längeren Zeitraum davon abhalten, Ihre Freunde zu sehen, so sollten Sie sich bemühen, auch in diesen Zeitabschnitten in Kontakt zu bleiben und sich gegenseitig auf dem Laufenden zu halten. Freundschaften leben davon, dass man sie pflegt. Stellen Sie sich Freundschaften wie Blumen vor. Blumen muss man regelmäßig gießen, damit sie nicht welk werden.

Wählen Sie Ihre Freunde dabei sorgfältig aus: Es sollten Menschen sein, die Ihr Leben bereichern und an die Sie glauben. Sie möchten positive Energie gewinnen, um Ihr Leben und Ihre Gesundheit zu verbessern. Und das geht nur mit den richtigen Menschen, den richtigen Freunden an Ihrer Seite, die genau wie Sie positive Energie verbreiten. Wie Sie positive Energie ausstrahlen, dass wissen Sie ja bereits.

Von einer guten Freundschaft profitieren beide Seiten. Das Wohlgefühl ist erheblich besser, das Leben gewinnt enorm an Qualität. Vertiefen Sie bestehende Freundschaften und seien Sie dennoch offen für neue Kontakte. Es hat noch nie geschadet, einen weiteren Menschen kennenzulernen. Aber, ich wiederhole: Vertiefen Sie bestehende Freundschaften. Das ist das, was wirklich zählt. Eine tiefgründige und emotionsstarke Freundschaft wirkt sich unglaublich positiv auf unser Wohlbefinden aus. Und auch auf das Wohlbefinden unserer Freunde.

Verzeihen Sie.

Verzeihen ist eine Kunst. Eine Kunst, die es zu erlernen und zu meistern gilt, sofern wir ein freies, erfülltes und gesundes Leben wünschen. Wie können wir behaupten, frei, erfüllt und glücklich zu sein, wenn wir uns von der Vergangenheit gefangen halten lassen? Wenn wir Groll gegen Menschen hegen, die uns vor langer Zeit etwas Grausames, Böses oder Dummes angetan haben? Und uns unsere eigenen Fehler aus der Vergangenheit immer wieder einholen?

Das Leben besteht auch aus negativen Erfahrungen und Erlebnissen. Aus Fehlern, die wir einst gemacht haben. Auch wird es viele Menschen geben, die nicht zu unseren Freunden zählen und uns nicht unbedingt freundlich gesinnt sind. Die Welt ist nunmal so, dass nicht alles wunderbar ist und nicht überall Liebe gedeiht, wie in den vorherigen Kapiteln vielleicht der Eindruck entstanden ist. Die Frage ist nicht, wie Sie das Schlechte vermeiden können. Das ist im Grunde auch nicht möglich. Es wird immer Rückschläge und Fehler geben.

Stellen Sie es sich folgendermaßen vor: So wie es Sommer und Winter gibt, wird es in Ihrem Leben auch schöne Erfahrungen und negative Ereignisse geben. Die Frage ist, wie Sie mit negativen Ereignissen, widrigen Umständen und persönlichen Rückschlägen umgehen. Und der einfachste Weg ist, zuallererst den Menschen zu vergeben, die uns Leid zugefügt haben. Verletzungen und Kränkungen, die wir nicht loslassen, lähmen uns, vergiften unser seelisches Wohlbefinden und hindern uns an unserer seelischen Entfaltung. Sie tun sich selbst nichts Gutes, indem Sie einer Person grollen. Sie zerstören einen Moment in Ihrem Leben.

Um zu verzeihen, braucht es Kraft und Mut. Nichts ist leichter als anzuklagen, es ist sogar menschlich. Besser ist es aber, sich in der Kunst der Vergebung zu üben. Verzeihen reinigt das Herz. Denn es reicht nicht, zu sagen: »Ich vergebe dir.« Zur wirklichen Vergebung gehört mehr, als es nur auszusprechen. Worte sind das eine. Wichtiger ist, was das Herz dabei fühlt. Vergeben Sie in Ihrem Herzen. Das Gefühl ist entscheidend.

Wenn wir einem anderen verzeihen, bedeutet dies, wir überwinden unseren Ärger und unsere Enttäuschung. Wir akzeptieren den Fehler des anderen oder unseren als geschehen. Es gehört der unveränderbaren Vergangenheit an. Wir können die Zeit nicht mehr zurückdrehen und Vergangenes nicht mehr ändern. Das führt dazu, dass wir uns mental befreien. Wir befreien uns von den Dingen, auf die wir keinen Einfluss haben und die wir ohnehin nicht mehr ändern können.

Viele Menschen tun sich schwer zu verzeihen. Sie nehmen an, zu vergeben bedeutet, dass man schlechtes Verhalten einem gegenüber gutheißt und den anderen davonkommen lässt. Ihm gewissermaßen Recht gibt. Dabei hat Vergebung nichts damit zu tun! Zu verzeihen bedeutet keineswegs, dass wir das Verhalten des anderen als gut und richtig ansehen. Sehen Sie es so: Wahre Vergebung ist zunächst ein selbstsüchtiger Akt. Es geht in erster Linie nicht um die Person, der Sie vergeben. Es geht um Sie. Um Ihren Seelenfrieden, Ihr Glück, Ihr Leben, Ihre Gesundheit.

Vor allem die Gesundheit leidet, wenn wir Groll hegen, uns gekränkt fühlen, verletzt sind und davon nicht loslassen. Sie wissen ja: Geist und Körper sind ein ganzheitliches System. Sind wir emotional belastet (von der Vergangenheit), wirkt sich das automatisch auf unseren Körper aus.

Drei höchst unerfreuliche Folgen für unsere Gesundheit, wenn wir Negatives zu sehr in uns hineinfressen:

- Es kann zu Schlafstörungen, Herz- Kreislauf- oder Magen-Darm-Problemen kommen, unsere Abwehrkräfte nehmen ab.

- Unsere Konzentrations- sowie Leistungsfähigkeit leidet, da wir ständig mit der unschönen Vergangenheit beschäftigt sind.

- Wir sind verbittert, gereizt oder ziehen uns von anderen zurück. Wir strahlen das aus, woran wir denken, und wenn an Negatives denken, strahlen wir Negativität aus.

Vergeben bedeutet, dem anderen seine Schuld zu nehmen. Denn wem wir die Schuld geben, dem geben wir Macht. Macht über unseren emotionalen Zustand. Wenn wir nicht verzeihen, bleiben wir emotional abhängig von der Person. Sobald wir vergeben, befreien wir uns selbst. Wir trennen uns von dem Gedanken, ein Opfer zu sein, und lassen den Schmerz los, den wir unter Umständen noch mit uns tragen. Wie schon gesagt: Wenn wir vergeben, dann tun wir also in erster Linie uns selbst etwas Gutes.

Nicht nur anderen Menschen sollten wir verzeihen, sondern auch uns selbst. Schuldgefühle für Fehler, die wir einst begangen haben, müssen wir ablegen, wenn wir im Einklang mit uns selbst leben wollen. Gleiches gilt, wenn wir uns bestimmte Eigenschaften, Gefühle oder Verhaltensweisen nicht verzeihen können. Es richtet bei uns denselben Schaden an, wie wenn wir einem anderen gegenüber grollen. Sich selbst zu verzeihen bedeutet, seine besonderen Eigenschaften, sowohl die Stärken, als auch die

Schwächen zu akzeptieren und vor allen Dingen glücklich damit zu leben.

Wir müssen akzeptieren, dass wir so sind, wie wir sind und nicht anders. *Sie sind* ein einzigartiger Mensch mit einzigartigen Charakter- und Körpereigenschaften. All die Entscheidungen, die Sie in Ihrem Leben getroffen haben, sind gut. Die Fehler, die Sie einst gemacht haben, sind in einer Hinsicht sogar gut. Ihre Fehler sind einzigartig. Diese Fehler haben Sie nämlich zu dem gemacht, wer Sie heute sind.

Viele Menschen fürchten sich vor Fehlern und falschen Entscheidungen und bereuen diese dann zu allem Überfluss auch noch. Dabei erkennen sie nicht die Goldgrube, die hinter jeder falschen Entscheidung, jedem Fehler und jedem Rückschlag verborgen ist. Fehler sind dazu da, damit wir aus ihnen lernen. Sie sind unschätzbar wichtig für unsere Entwicklung und die Grundlage für spätere richtige Entscheidungen. Je mehr Fehler wir machen, je mehr Fehlentscheidungen wir treffen und je mehr Rückschläge wir erleiden, desto mehr lernen wir für die Zukunft. Und aufgrund unserer gewonnenen Erfahrung treffen wir häufiger bessere Entscheidungen, die sich auf unser Wohlbefinden positiv auswirken.

Doch es beginnt mit dem Lernen. Immer, wenn wir einen Rückschlag erleben oder eine falsche Entscheidung getroffen haben (die wir nicht mehr ändern können), müssen wir Erkenntnisse daraus ziehen. Wie konnte es dazu kommen? Wie kann ich es nächstes Mal anders machen? Sehen Sie Fehlschläge nicht so ernst und betrachten Sie das ganze wie ein Spiel. Eine falsche Entscheidung ist nicht mehr und nicht weniger als *eine* falsche Entscheidung. Fehler wiegen im Spiel des Lebens nicht so schwer.

***

Üben Sie sich in der Kunst des Vergebens. Vergeben Sie innerlich jedes Mal, wenn die Erinnerung an eine unschöne vergangene Tat zurückkehrt und Sie werden bereits nach kurzer Zeit merken, dass die Erinnerung Ihre Macht über Sie verliert.

Darüber hinaus können Sie derjenigen Person, die Sie verletzt hat, mitteilen, dass Sie ihr vergeben haben. Ob Sie das persönlich, telefonisch oder schriftlich tun, ist ganz und gar Ihnen überlassen. Vermeiden Sie allerdings Diskussionen. Sagen Sie lediglich, dass Sie die Person wissen lassen möchten, dass Sie ihr vergeben. Wenn Sie das tun, beweisen Sie Stärke. Nur eine starke Persönlichkeit ist in der Lage, anderen Menschen zu verzeihen und von vergangenen Taten loszulassen.

Genauso sollten Sie sich selbst vergeben. Vergeben Sie sich für das was war, was ist und was sein wird. Manchmal haben wir keine Kontrolle über das, was passiert. Doch wir tragen Verantwortung, wie wir auf die Ereignisse reagieren und wie wir sie interpretieren.

Lernen Sie, sich zu Entspannen.

Eine Reihe von bewährten Entspannungstechniken wird Ihnen helfen Ihren inneren Frieden zu finden. Wenn Sie erst einmal gelernt haben, zu entspannen, wird Ihnen auch das Schlafen leichter fallen. Ein tief entspannter Geist, der Frieden gefunden hat, leidet weniger an Schlafstörungen. Die Qualität des Schlafs hängt immer auch mit der eigenen Gelassenheit bzw. dem Stresslevel, wir uns aussetzen, zusammen.

Viele sagen, Entspannung erfolgt aus einer ausgeglichen inneren Mitte. Das ist absolut richtig. Doch was heißt das überhaupt? Was ist unter einer inneren Mitte zu verstehen? Sie müssen sich das bildlich vorstellen. Ist Ihre Seele glücklich? Sind Sie mit Ihrem Leben, Ihrem *Sein* zufrieden?

Die Beantwortung dieser Fragen ist unabhängig von vermeintlich objektiven Faktoren wie Geld, Alter und Aussehen. Es geht einzig und allein um Ihr Gefühl.

Ihr Gefühl, wie glücklich Sie mit sich selbst und Ihrem Leben sind. Ein großes Problem vieler Menschen heutzutage ist, dass sie zu sehr auf andere schauen. Sie blicken zu sehr nach Außen. *Oftmals konzentrieren wir uns zu sehr auf die Außenwelt und was da alles schief läuft*. Wir erhoffen uns dadurch, die eigene Unzufriedenheiten zu überwinden. So funktioniert das aber nicht. Wir müssen nach innen schauen. In uns hinein, wie ich es oben bereits veranschaulicht habe. Viele von uns wissen gar nicht so genau, was in ihnen vorgeht. Umso wichtiger ist es, uns kennen zu lernen. Zu schauen, was in uns geschieht.

Das setzt voraus, dass Sie lernen, sich selbst zu akzeptieren, so wie Sie sind und nicht anders. Nehmen Sie sich an. Ihre Persönlichkeit und Ihre Eigenschaften zeichnen Sie aus. Besinnen Sie sich auf Ihre Einzigartigkeit. Es wird Ihnen dann ein Leichtes sein, sich Gelassenheit anzueignen und inneren Frieden herzustellen. Sie werden keinen Menschen finden, der von innen heraus Ausgeglichenheit, Ruhe und Gelassenheit ausstrahlt, und dabei nicht über ein gewisses Selbstbewusstsein verfügt.

Ein weiterer wichtiger Merksatz ist, in jeder Situation die Ruhe zu bewahren, mag sie noch so mies und ausweglos erscheinen. Betrachten Sie das Leben als ein Spiel. Versuchen Sie, nicht alles so ernst zu sehen. Akzeptieren Sie, was Sie *nicht ändern können.*

Natürlich sollten Sie bestrebt sein, Ihr Leben und die Welt zum Positiven zu verändern, sich anzustrengen und Ihre Ziele zu verwirklichen. Ihren Teil dazu beitragen, unsere Welt zu einem besseren Ort zu machen. *Aber finden Sie sich ab mit den Dingen, auf die Sie keinen Einfluss haben!* Dem Wetter zum Beispiel. Vielleicht mag es heute regnen, aber das darf sich nicht auf Ihre Stimmung auswirken. Schließlich wird es wieder Tage geben, an denen die Sonne scheint. *Glückliche Menschen lächeln, auch wenn es regnet, weil Sie wissen, dass auch wenn sie nicht lächeln, es trotzdem regnen wird.* Das lässt sich auf alle Lebensbereiche beziehen.

Wir haben nicht alles unter Kontrolle. Es gibt Probleme, die sich außerhalb unseres Einflussbereiches befinden. Und doch haben wir die Kontrolle darüber, wie wir auf gewisse Situationen reagieren. Manchmal ist es hilfreich, loszulassen. Häufig stehen wir im Konflikt mit unserer Vergangenheit. Mit Situationen, die bereits vergangen sind und die wir nicht mehr ändern können. Wir müssen lernen, uns mental davon zu befreien, anstatt sie in unseren Gedanken immer und immer wieder durchzuspielen. Sie können die Vergangenheit nicht mehr ändern.

Lenken Sie Ihre gesamte Aufmerksamkeit auf das, was gerade ist. Sie leben im Jetzt. Die Gegenwart ist das Einzige, was wirklich existiert. Das Vergangene ist vergangen und die Zukunft ist noch nicht da. Führen Sie sich das vor Augen. Und Sie werden augenblicklich spüren, wie Sie ein sehr beruhigendes Gefühl überkommt.

Setzen Sie Ihre Zeit für das ein, was jetzt ist. Sie brauchen Ihre ganze Energie für den jetzigen Moment. Dazu gibt es eine kleine Geschichte:

Ein alter Mönch wurde von seinen Schülern gefragt, wie er es schaffe so viele Aufgaben zu verrichten und dabei gelassen zu sein.

> Der Meister sprach:
> »Wenn ich sitze, dann sitze ich,
> wenn ich stehe, dann stehe ich,
> wenn ich gehe, dann gehe ich.«

Die Schüler entgegneten: »Aber Meister, das kann nicht das Geheimnis sein. Das tun wir auch. Warum sind wir dann so gestresst, obwohl wir viel weniger Arbeit zu verrichten haben?«

> Der Meister antwortete:
> »Wenn ihr sitzt, dann steht ihr schon.
> Wenn ihr steht, dann geht ihr schon.
> Wenn ihr geht, dann seit ihr schon am Ziel.«

* * *

Leben Sie im Hier und Jetzt. Und tun Sie vor allem Dinge, die Ihnen Freude bereiten. Im Einklang mit unseren Bedürfnissen und den eigenen Werten zu leben, macht glücklich und sorgt für inneren Frieden. Die Gegenwart wird so wesentlich angenehmer. Im Mittelpunkt Ihres Handelns sollte schließlich Gelassenheit stehen. Ganz im Sinne des bekannten Gebets von dem US-amerikanischen Theologen Reinhold Niebuhr:

»Herr, gib mir die Gelassenheit, Dinge hinzunehmen, die ich nicht ändern kann, den Mut, Dinge zu ändern, die ich ändern kann, und die Weisheit, das eine vom anderen zu unterscheiden.«

Machen Sie sich die tiefere Bedeutung dieses Satzes bewusst. Denken Sie eine Weile darüber nach. Sie werden erkennen, dass darin der Schlüssel zu einer sorglosen Lebensweise liegt. Befassen Sie sich mit dem, worauf Sie Einfluss haben. Dinge, die Sie nicht ändern können, bewerten Sie am besten so wenig wie möglich. Dies wird Ihnen helfen, aus der inneren Unruhe, ständig bewerten und beurteilen zu müssen, herauszukommen.

Was können Sie noch tun, um inneren Frieden zu erlangen?

Fördern Sie Ihr eigenes Wohlbefinden. Achten Sie auf Ihre Bedürfnisse. Das gelingt am besten, wenn Sie sich nicht immer zwingen, Dinge zu tun, bei denen Sie sich wirklich unwohl fühlen. Setzen Sie Ihre Energie und Ihre Zeit ein, um das zu tun, was Ihnen wohltut und Ihnen Spaß bereitet. Leiten Sie Ihre Gedanken hin zu Dingen, die Sie mit Glück und Frieden erfüllen. Ihre Gedanken bestimmen Ihr Leben. Positive Gedanken und Gefühle führen zu klugen Entscheidungen, kluge Entscheidungen führen zu richtigen Handlungen, und die richtigen Handlungen sind es, die zu aufregenden Resultaten führen. All dies wird Ihr Leben bereichern.

Es beginnt aber mit Gedanken und Gefühlen. Die Gedanken und Emotionen, ob positiv oder negativ, formen Ihr Leben. Ihre innere Einstellung gibt den Ausschlag für ein besseres Leben. Üben Sie, glücklich zu sein. Erlauben Sie es sich, das zu denken, zu fühlen und zu tun, was Sie mit Glück erfüllt. Sie werden es vielleicht nicht schaffen, immer optimistisch und gelassen zu bleiben. Es wird auch Tage geben, an denen es nicht läuft. Versuchen Sie dennoch, sich auf das Positive im Leben zu besinnen.

Um entspannen zu können, müssen Sie, wie bereits erwähnt, *mit sich selbst im Reinen sein*. Tun Sie sich etwas Gutes und nehmen Sie sich hin und wieder eine Auszeit. Unternehmen Sie etwas mit Ihren Freunden. Gehen Sie zum Wellness. Widmen Sie sich Ihren Hobbys. Essen Sie in einem guten Restaurant. Machen Sie einen Spaziergang. Suchen Sie (gute) Gesprächspartner auf, wenn Sie sich einsam fühlen. Oder umgekehrt: Reduzieren Sie Kontakte, die Sie überlasten oder Ihnen nicht guttun. Das einzige was zählt, ist, dass Sie sich bei dem wohlfühlen, was Sie tun. Tun Sie auch von Zeit zu Zeit Dinge völlig absichtslos. Nicht alles muss einen Sinn haben oder einem Zweck dienen. Es fällt mir auch manchmal schwer, aber seien Sie nicht so streng zu sich selbst. Gönnen Sie sich Leichtigkeit.

Vermeiden Sie des weiteren einen übermäßigen Perfektionsanspruch an Ihre Person. Lernen Sie, sich so hinzunehmen, wie Sie sind. Gewiss sollte man bestrebt sein, das Beste aus sich rauszuholen. Aber überfordern Sie sich auch nicht mit zu hohen Erwartungen an sich selbst. Lernen Sie mehr und mehr, innere Ruhe auszustrahlen, dann werden Sie auf andere Menschen positiver wirken. Auch werden auf diese Weise mehr Menschen in Ihr Leben eintreten, die ebenfalls einen inneren Frieden nach außen tragen. Oftmals sind es jene Menschen, die Ihr Leben bereichern.

Ein erfülltes Leben einhergehend mit innerer Ruhe wird unmittelbaren Einfluss auf Ihren Schlaf haben. Bestimmt kennen Sie das Sprichwort: »Er konnte seelenruhig schlafen«. Das sagt es eigentlich schon! Ist die Seele glücklich und befriedet, fällt einem der Schlaf leicht. Oder können Sie sich einen depressiven Menschen vorstellen, der von Sorgen und Ängsten zerfressen „seelenruhig“ schlafen kann? Eben.

* * *

Wahrscheinlich gibt aber es nichts Wirkungsvolleres, als sich Zeit zu nehmen. Sich Zeit zu nehmen, für sich selbst und seine Bedürfnisse. Die Zeit so zu verbringen, dass man daraus möglichst viele goldene Momente schöpfen kann. Goldene Momente, die Sie mit Glück und Frieden überfluten. Sobald Sie das verstanden und realisiert haben, werden Sie nicht nur besser schlafen, nein, Ihr gesamtes Leben wird eine ganz andere Qualität haben.

Was Sie außerdem tun können, um entspannter zu werden, ist ruhiges und bewusstes Atmen. Unser Atem ist immer präsent. Die Atmung ist insofern auch ein Indikator für unser momentanes Stress- und Wohlbefinden. Atmen wir zum Beispiel in kurzen, flachen Stößen, und zwar hektisch, so ist dies schlecht für die Durchblutung und führt unweigerlich zu Stress. Atmen wir hingegen langsam und vor allem tief, versorgen wir den Körper mit genügend Sauerstoff und stellen nicht nur eine physische, sondern auch eine mentale Ruhe her. Sie werden automatisch gelassener. Mit der folgenden Atemübung lernen Sie eine bewährte Entspannungstechnik, die Ihnen hilft, das zu erreichen.

Entspannungstechnik: Bewusstes Atmen

Setzen Sie sich entspannt und aufrecht hin. Stellen Sie Ihre Füße so hin, dass Sie einen festen Halt haben und eine Verbindung zum Boden. Nehmen Sie die Oberfläche, auf der sich Ihre Fußsohlen befinden, einmal bewusst wahr. Spüren Sie den Halt und die Stabilität, mit der Sie jetzt sitzen. Fangen Sie jetzt an, tief einzuatmen. Wenn Sie möchten, können Sie die Augen schließen. Atmen Sie langsam durch die Nase ein. Lassen Sie die Luft bis in Ihren Körper einströmen, am besten bis in den Bauch hinein. Halten Sie für einen Moment inne, bevor Sie ausatmen. Machen Sie eine Pause zwischen Ein- und Ausatmen und behalten Sie die Luft für einen Moment in Ihnen, ehe Sie ihn langsam durch den Mund hinausgeleiten lassen. Mit jedem Ausatmen senken sich Ihre Schultern ein wenig mehr und Sie fangen an sich zu entspannen. Konzentrieren Sie sich nur auf Ihre Atmung und die Umgebung. Denken Sie an nichts anderes - und wenn doch ein Gedanke „dazwischenkommt", so nehmen Sie ihn einfach wahr und bewerten ihn nicht.

Wiederholen Sie die Atemübung so lange, bis Sie merken, dass Sie sich merklich entspannt haben. In der Regel dauert das nicht länger als fünf bis zehn Minuten. Sie können die Übung überall und jederzeit machen. Ob am Arbeitsplatz, Zuhause oder im Park - es ist Ihnen überlassen, wann und wo diese kurze Meditation stattfindet.

* * *

Es gilt, den Geist zu beherrschen, statt sich von ihm beherrschen zu lassen. Wir befreien uns damit selbst. Und dazu gibt es vielerlei Wege. Zu empfehlen sind die altbekannten Praktiken des Gebets, der Meditation, der bewussten Stille oder der Verbundenheit mit der Natur.

Vor allem aber sollten Sie die zahlreichen Ratschläge beherzigen, die in diesem Kapitel formuliert wurden. Das Geheimnis eines glücklichen Lebens liegt in einem entspannten Geist, einer befriedeten Seele und einem glücklichen Wesen. Es ist an Ihnen, alle drei auf sich zu vereinen: entspannter Geist, befriedete Seele, glückliches Wesen. Alles was Sie dafür brauchen, um das zu erreichen, befindet sich bereits in Ihnen. Genauso sollte es Ihre Aufgabe sein, einen Weg zu finden, der Sie zu Ihrem Seelenfrieden führt.

Lieben Sie das Leben (Ausblick).

Diese Welt bietet so viel Schönes, so viel Sehenswertes und so viel Wunderbares. Wir müssen nur bereit sein, diese Wunder zu erkennen. Gewiss, nicht alles ist perfekt. Aber das muss es auch nicht. Alles hängt von unserer Sichtweise auf die Dinge ab. Sehen Sie die Welt in einem positiven Licht? Oder beschränken Sie sich auf die Unzulänglichkeiten und das Fehlerhafte? Wir sind nicht, was wir sehen, sondern wie wir die Welt sehen.

Eine optimistische, gelassene Denkweise wird Sie vielleicht nicht von Herausforderungen und Problemen befreien. Auch werden Sie dadurch nicht seltener Schwierigkeiten begegnen und weniger Rückschläge erleiden. Aber... Sie werden sie gelassener angehen können. Schwierigkeiten, Rückschläge, Probleme und Herausforderungen gehören zum Leben dazu. Niemand bleibt davon verschont.

Zeitlebens müssen sich Menschen Herausforderungen stellen, Probleme lösen und Krisen überwinden. Es macht das Leben aus, dass es immer ein Problem zu lösen und eine Herausforderung zu bewältigen gibt.

Stellen Sie sich vor, Sie müssten nicht arbeiten, nicht einkaufen gehen, keine Verantwortung übernehmen, nicht für Ihre Kinder sorgen, sich nicht um Ihre Gesundheit kümmern. Im Prinzip das, was gemeinhin als „Schlaraffenland" bezeichnet wird, eine Welt, in der Milch und Honig fließt. Wo alles im Überfluss vorhanden ist und wir nichts für unser Überleben tun müssen. Wo alles „von alleine" passiert. Wo es also auch keine Probleme gibt... Was wäre das für ein Leben?

Ich garantiere Ihnen, ein jeder Mensch würde sich nach kürzester Zeit im Schlaraffenland wieder sein altes Leben zurückwünschen und seine einstigen Probleme herbeisehnen. Keiner würde ständiges Nichtstun auf lange Sicht aushalten. Ja, es gibt diese

Aussiedler, die in die Südsee gehen, um ein sorgloses Leben zu führen und darin endlose Freiheit zu finden glauben. Wissen Sie was? Nach spätestens einem Monat wird denen das Wasser zu kalt, wenn Sie verstehen, was ich meine. Die Kehrseite dieser „freien" Lebensweise ist, dass sie sehr schnell langweilig wird. Und ob dabei überhaupt von Freiheit die Rede sein kann, wage ich zu bezweifeln.

Der Begriff der Freiheit wird in den allermeisten Fällen missinterpretiert. Freiheit bedeutet nämlich nicht, keinen Verpflichtungen mehr nachgehen zu müssen, gemäß dem Motto *»Ich kann tun und lassen was ich will«*. Ganz im Gegenteil. Freiheit erwächst aus *Disziplin*. In etwa so: *»Ich weiß, dass wenn ich mir etwas vornehme, mein Vorhaben von mir umgesetzt wird.«* Wenn Sie das tun, wird es Ihnen wesentlich leichter fallen, die Empfehlungen aus diesem Buch umzusetzen.

Das *Leben zu lieben* beschränkt sich also nicht nur auf die Momente, in denen wir an schöne Orten sind, mit Freunden Spaß haben oder in denen die Sonne scheint. Am schönsten ist es, wenn wir alle Facetten des Lebens lieben lernen, also die hellen, die dunklen, wie auch die neutralen Seiten des Lebens. Natürlich sollten wir so oft wie möglich schöne Erlebnisse kreieren und diese voll auskosten. Aber genauso wichtig ist es, schwierige Zeiten zu genießen. Das klingt paradox.

Doch überlegen Sie einmal: Gäbe es keinen Winter, wäre der Sommer nur halb so schön. Wir müssen auch harte Zeiten erleben, damit wir in den Genuss der schönen Momente kommen können. Es ist außerdem nicht möglich, Problemen und Schwierigkeiten aus dem Weg zu gehen. Sie werden uns immer wieder einholen. Und darum ist es wichtig, sich ihnen zu stellen. Denn ohne das vermeintlich Schlechte kann das Gute nicht existieren.

***

Eine alte Weisheit besagt: *»Lerne zuerst, dich selbst zu lieben. Lerne dann, die Menschen um dich herum zu lieben. Und dann wirst Du die Welt lieben.«*

Die Botschaft dahinter ist ganz einfach. Wir müssen zuerst mit uns selbst ins Reine kommen, um überhaupt ein Verständnis dafür zu entwickeln, was Liebe ist. Es beginnt immer mit uns selbst. Es beginnt mit der *Selbst-Liebe*. Sich selbst zu lieben bedeutet, dass man sich so liebt, wie man ist und nicht anders. Dass sowohl unsere Stärken, als auch unsere Schwächen, genauso wie unsere unverkennbaren Eigenschaften zu unserer Einzigartigkeit beitragen. Und dass es genau jene Einzigartigkeit ist, die jeden von uns so besonders macht. Auch Sie.

Seien Sie glücklich, dass Sie so sind, wie Sie sind und nicht anders. Verspüren Sie Dankbarkeit dafür, dass Ihnen das Leben geschenkt wurde und Sie Teil des Universums sind. Sie *sind* eine Bereicherung für die Welt. Ihre einzigartigen Fähigkeiten und Stärken haben Ihren Platz auf diesem Planeten verdient. Sie sind es wert, sich das Leben zu erschaffen, das Sie sich wünschen und Sie sind es wert, über eine Gesundheit zu verfügen, die Ihnen erlaubt, diese Träume mit maximaler Energie in Angriff zu nehmen.

Der einzige, der Sie davon abhält, das Leben zu führen, das Sie sich wünschen, sind Sie selbst. Ein Leben, das voller Liebe, voller Dankbarkeit, voller Freude, voller Reichtum, voller goldener Momente ist… Sie haben es in der Hand. Doch es beginnt mit der Einstellung, dass Sie ein bereicherndes Element für die Welt sind und dass Sie bereits alles an sich haben, um zu lieben und geliebt zu werden.

Sie müssen nicht zwingend zuerst sich selbst lieben, bevor Sie anfangen, Ihre Mitmenschen zu lieben. Und doch ist es ratsam, mit sich selbst ins Reine zu kommen und sich seiner Einzigartigkeit bewusst zu werden, bevor man das Wunderbare in anderen Menschen sucht. Das will nicht heißen, dass Sie Ihre Mitmenschen nicht gut behandeln sollen, ehe Sie nicht das Gute an Ihnen gefunden haben. Vielmehr bedeutet dies, nicht zu sehr auf die guten Eigenschaften und die ebenfalls einzigartigen Stärken anderer zu achten, bevor man seine eigenen Stärken nicht kennt. Sonst läuft man Gefahr, sich mit anderen zu vergleichen und bei diesem Vergleich festzustellen, dass man dem anderen unterlegen ist. Was aber nicht stimmt! Alle Menschen sind einzigartig. Jeder hat seine Schwächen, aber auch seine Stärken.

Seit Anbeginn der Zeit ist es das, was unser Zusammenleben am meisten auszeichnet. Was der eine nicht so gut kann, kann der andere umso besser. Und umgekehrt. Wir Menschen leben seit Jahrtausenden davon, dass wir uns gegenseitig helfen, weil jeder von uns individuelle Fähigkeiten hat, die andere nicht haben. Ein jeder Mensch hat gewisse Talente, über die andere nicht verfügen. Wenn Sie Ihre eigenen unverkennbaren Talente erkennen und zugleich verstehen, dass der unselige Vergleich mit anderen zu nichts führt, werden Sie nicht nur selbstbewusster, sondern lernen auch, andere Menschen mehr zu schätzen. Diese Wertschätzung Ihren Mitmenschen gegenüber werden Sie - vielleicht ohne es bewusst zu steuern - in jedem Fall auch ausstrahlen. Sie werden in anderen Menschen das Besondere sehen und einen harmonischeren Umgang mit ihnen pflegen. Diese werden das natürlich spüren und man wird Sie ebenfalls freundlicher und liebevoller behandeln.

Was Sie noch tun können, um anderen Ihre Wertschätzung entgegenzubringen und Liebe zu geben, ist Ihre Mitmenschen häufiger zu loben. Loben Sie, so viel Sie können und kritisieren Sie so wenig wie möglich, am besten gar nicht. Dies wird unweigerlich dazu führen, dass Ihr gesamtes Umfeld Sie noch positiver wahrnimmt. Ein friedliches Verhältnis zu anderen wird unnötige Konflikte zu einer Seltenheit machen, was Ihrer Gesundheit sicherlich guttun wird.

Sie werden auf allen Ebenen mehr Dankbarkeit, Glück und Frieden erfahren, sobald Sie diese Denkweise der Liebe annehmen. Das Leben wird für Sie in dem Moment in einem ganz anderen Licht erstrahlen, in dem Sie sich auf das Schöne und Gute an sich selbst und an anderen besinnen.

Keinesfalls möchte ich Sie dazu bewegen, alles und jedes in den Himmel zu loben. Helfen Sie, wo Sie können, aber bürden Sie Ihre Hilfe nicht auf.

Machen Sie sich nichts draus. Ziehen Sie Ihr Ding durch. Lassen Sie sich unter keinen Umständen davon abhalten, das Leben zu führen, das Sie sich wünschen. Sehen Sie das Ganze gelassen. Sie können es nicht allen Recht machen. Wichtig ist, dass Sie sich davon nicht beirren lassen und weiterhin daran arbeiten, was für Sie von Bedeutung ist, nämlich Ihrem Leben mehr Qualität zu geben. Konzentrieren Sie sich auf die Menschen, die Ihre Absichten teilen und Sie in dem unterstützen, was Sie tun. Leben Sie Ihr Leben so, wie Sie es für richtig halten und umgeben Sie sich mit denen, die es Ihnen gleichtun. Und behandeln Sie trotzdem alle Menschen gleichermaßen mit Liebe, Toleranz und Respekt. Auch diejenigen, die Sie vielleicht nicht so sehr mögen.

Suchen Sie das Positive in anderen und wenn Sie nichts finden (was aber praktisch nie vorkommt), dann ist das kein Grund, dieser Person nicht den Respekt entgegenzubringen, den ein jeder Mensch verdient.

Seien Sie bestrebt, anderen die Liebe zu geben, die wir alle benötigen. Liebe ist die stärkste Macht im Kosmos und vermehrt sich, wenn wir es teilen. Sie müssen andere nicht dazu zwingen, diese Sichtweise anzunehmen, und doch sollten Sie anderen so viel Liebe wie möglich geben. Verteilen Sie die Liebe, die in Ihnen steckt, so großzügig wie möglich. Unsere Welt kann nie genug Liebe bekommen.

Es ist nicht in Worte zu fassen, wie unglaublich es ist, dass wir überhaupt leben können, ja dürfen. Die Erde ist der bisher einzig bekannte Planet im gesamten Universum, auf dem das Phänomen Leben möglich ist. Auf dem Blumen gedeihen und die Sonne scheint. Wo Bäume aus dem Boden ragen, Wassermassen tiefe Meere bilden und wilde Tiere ums Überleben kämpfen. Und mittendrin sind wir Menschen, die Unvorstellbares vollbringen. Häuser bauen, Bücher schreiben, Filme drehen. Vor allem aber einander helfen, das beste aus unserem Leben zu machen. Wo jeder Mensch seine Aufgabe, seinen Platz hat. Dieses Phänomen, genannt Leben, ist ein Geschenk. Ein Geschenk, für das wir unfassbar dankbar sein müssen. Ein Geschenk, das wir jeden Tag aufs Neue in vollen Zügen genießen sollten.

Und genau dafür habe ich dieses Buch geschrieben. Damit Sie sich einer guten Gesundheit erfreuen, die es Ihnen ermöglicht, dieses Leben, **Ihr** Leben (!), so lange wie möglich zu genießen. Damit Sie sich noch lange der vielen Wunder erfreuen können, die das Leben so reichhaltig zu bieten hat. Machen Sie das beste aus dem, was Sie haben. Machen Sie das beste aus Ihrer Gesundheit. Machen Sie das beste aus Ihrem Leben. Möge Ihr Leben ein glückliches und gesundes Leben sein.

Mit einem Zitat von Franz Kafka möchte ich dieses Kapitel abschließen:
»Jeder, der sich die Fähigkeit erhält, Schönes zu erkennen, wird nie alt werden.«

Erkennen Sie das Schöne. Und Sie werden ein langes, gesundes und glückliches Leben führen.

***

Die Quintessenz eines glücklichen und erfüllten Lebens

1. Freuen Sie sich der kleinen, wie der großen Dinge des Lebens. Jeden Tag passieren Wunder, man braucht sie nur zu erkennen.

2. Erschaffen Sie goldene Erinnerungen mit Ihren Liebsten und finden Sie immer einen Grund, herzhaft zu lachen.

3. Seien Sie dankbar dafür, dass Sie ein Teil des großen Ganzen sind und die Welt mit Ihrer Einzigartigkeit bereichern.

Nachwort

Zuallererst möchte ich mich bei Ihnen als Leser bedanken, dass Sie sich die Zeit genommen haben, dieses Buch zu lesen. Dieses Buch ist das Ergebnis wochenlanger, intensivster Recherche, harter Arbeit und vielen interessanten Erfahrungen. Es umfasst die wichtigsten Aspekte, die Sie kennen sollten, um durch Eigenmotivation und ein wenig Anstrengung eine gute Gesundheit erzielen zu können. Ihnen wurden viele Strategien mitgegeben, die sich zum Teil schon seit Jahrtausenden bewährt haben und auch in unserer heutigen Zeit hochaktuell sind. Es sind handlungsorientierte Strategien, die fundiertes Wissen auf Ihr Leben übertragen und die Sie alle sofort umsetzen können.

Es freut mich sehr, dass Sie sich mit Ihrer Gesundheit auseinandersetzen und etwas in Ihrem Leben zum Positiven verändern möchten. Und dass Sie unter Umständen dazu bereit sind, alte Gewohnheiten aufzugeben und neue, bessere Gewohnheiten entwickeln möchten. Das erfordert viel Mut und Selbstvertrauen!

Viele Menschen tun sich nämlich schwer dabei, auf eine gesündere Ernährung umzusteigen, sich mehr zu bewegen, auf ihren Schlaf zu achten und eine positive Lebenseinstellung anzunehmen. Manche beginnen damit und hören schon nach kurzer Zeit wieder auf, weil die Erfolge nicht sofort zu sehen sind oder ihnen einfach die Disziplin fehlt.

Lassen Sie sich nicht demotivieren, wenn es am Anfang nicht läuft. Bleiben Sie dran und arbeiten Sie kontinuierlich, Schritt für Schritt, an der Verbesserung Ihrer Gesundheit. Wenn Sie das tun und lange genug durchhalten, werden Sie reich belohnt, das verspreche ich Ihnen. Sie werden reich belohnt, weil Sie das Leben besser genießen können, sich rundum wohler fühlen und länger leben. Gewiss wird es nicht einfach, Ihr Essverhalten neu zu gestalten, öfter zum Sport zu gehen und Ihre Schlafgewohnheiten grundlegend zu überdenken. Am schwierigsten wird es wohl, Ihre Sichtweise auf das Leben zu verändern. Sie müssen nur daran glauben und das dazu nötige Wissen, das hier im Buch reichlich vorhanden ist, anwenden.

Sie haben relevante Informationen zu den Themen **Bewusste Ernährung**, **Heilkraft der Bewegung**, **Besser Schlafen** und **Positive Lebenseinstellung** erhalten. Jeder einzelne dieser Bereiche ist gleichermaßen wichtig für unsere Gesundheit und unsere Lebensfreude. Das eine kann nicht ohne das andere optimal funktionieren.

Unsere Gesundheit ist ein durchaus komplexes und vor allem umfangreiches System, in dem sich alles gegenseitig bedingt. Und darum war es mir wichtig, ein derart ausführliches Thema für Sie verständlich darzulegen, ohne dabei in komplizierte wissenschaftliche Erläuterungen abzuschweifen. Es war mir wichtig, ein kompliziertes Thema vereinfacht darzustellen und Sie zu motivieren, vermehrt auf Ihre Gesundheit zu achten sowie Denkanstöße für eine glückliche Lebenseinstellung zu vermitteln. Das heißt nicht, dass die hier angeführten Methoden, Tipps und Strategien aus wissenschaftlicher Sicht nicht korrekt formuliert sind. Denn das sind sie. Alles, was Sie hier im Buch gelesen haben, entspricht aktuellen wissenschaftlichen Erkenntnissen.

Es ist mir durchaus bewusst, dass Sie nicht alle Ratschläge auf einmal umsetzen können. Das wäre viel zu viel. Gehen Sie lieber wie folgt vor: Suchen Sie ein Kapitel aus, das Sie besonders interessant finden und welches Ihre derzeit größte gesundheitliche Sorge betrifft. Haben Sie zum Beispiel akute Schlafprobleme, so beschäftigen Sie sich genauer mit dem jeweiligen Thema Schlafen. Ziehen Sie daraus die notwendigen Schlüsse, bis Sie das Problem gelöst haben und wieder besser Schlafen können. Und danach befassen Sie sich mit dem nächsten Thema.

Ziel sollte es sein, dass Sie nach und nach die einzelnen Empfehlungen und Strategien in Ihr Leben integrieren, am besten so viele wie möglich. Gehen Sie Schritt für Schritt vor. Konzentrieren Sie sich darauf, zunächst *eine* gute Gewohnheit zu verfestigen, ehe Sie die nächste in Angriff nehmen. Beherzigen Sie die Empfehlungen. Führen Sie lieber eine der Strategien in diesem Buch richtig durch und machen Sie sie zu einem festen Bestandteil in Ihrem Leben, anstatt über alle Vorschläge bloß nachzudenken. Lieber eine Sache richtig durchziehen, als die meisten Ratschläge nur halb oder gar nicht zu befolgen. Wie schon gesagt. Dieses Buch ist ein Arbeitsbuch. Es gibt klare Anweisungen vor, damit Sie die nötigen Handlungen unkompliziert in Ihren Alltag einbauen können. Doch es liegt an Ihnen zu *handeln!* Es ist Ihre Aufgabe, das Wissen aus diesem Buch gewinnbringend für sich zu nutzen und Initiative zu ergreifen. Dieses Buch soll Sie dazu anregen, aktiv zu werden, aktiv in den Erhalt und Ausbau Ihrer Gesundheit zu investieren und es soll zu neuen, gesundheitsfördernden Verhaltensmustern verleiten.

Ich bin fest davon überzeugt, dass Sie es schaffen können. Sie können es schaffen, den Gesundheitszustand zu erreichen, den Sie verwirklichen möchten und genauso können Sie es schaffen, das Leben zu führen, das Sie sich wünschen und das Ihrer würdig ist.

Ich hoffe, dass ich mit diesem Buch Einfluss nehmen konnte und Sie vielleicht inspiriert habe, etwas zum Positiven verändern, nicht nur was Ihre Gesundheit betrifft. Es ist mein Wunsch, mit dem Buch **Gesund Leben** in Ihnen das Verlangen nach einem besseren Leben auszulösen. Ein Leben, das auf Erfüllung, Glück,

Frieden, Dankbarkeit, Lebensfreude und eben auch einer guten Gesundheit beruht.

Sollte mir dies gelungen sein, so teilen Sie diese Begeisterung mit Ihren Liebsten und empfehlen Sie dieses Buch weiter, damit Ihre Mitmenschen ebenfalls von den Weisheiten hier inspiriert werden und genauso sehr etwas in ihrem Leben zum Positiven verändern können.

Es ist jetzt an der Zeit, mich von Ihnen zu verabschieden.
Mögen Sie ein gesundes und glückliches Leben führen. Reich an goldenen Momenten, an Zeit mit Menschen, die Sie lieben und reich an unvergesslichen Erinnerungen.

Mögen Sie sich einer langen Gesundheit erfreuen und das Leben als das sehen, was es ist: Ein Wunder, für das wir jeden Tag aufs Neue dankbar sein sollten.

Ich wünsche Ihnen auf dem Weg dahin alles erdenklich Gute.

Herzlichst

Ihr Julius Loewenstein

Dankausgang

Ich habe das außerordentliche Glück, einen sehr guten Freund zu haben. Anton hat sich der - gar nicht mal so leichten - Herausforderung angenommen, das Lektorat dieses Buches auszufüllen. Dank seiner kritisch-konstruktiven Hilfe ist das Buch zu dem geworden, was es ist - ein Meisterwerk.

Ebenso habe ich das Glück, einen zuverlässigen Geschäftspartner an meiner Seite zu haben, der seit Beginn unserer Zusammenarbeit an den Erfolg meiner Bücher geglaubt hat und einen wesentlichen Teil dazu beiträgt, dass möglichst viele Menschen diese Bücher lesen dürfen.

Auch danke ich all meinen Freunden und Verwandten, die mich tagtäglich aufs Neue ermutigen und stets an mich glaubten.

Außerdem von Julius Loewenstein erschienen...

RHETORIK - Reden wie Profi:

Wie Sie ein guter Redner werden, überzeugend auftreten und Ihre wahrgenommene Kompetenz durch erfolgreiche Kommunikation steigern

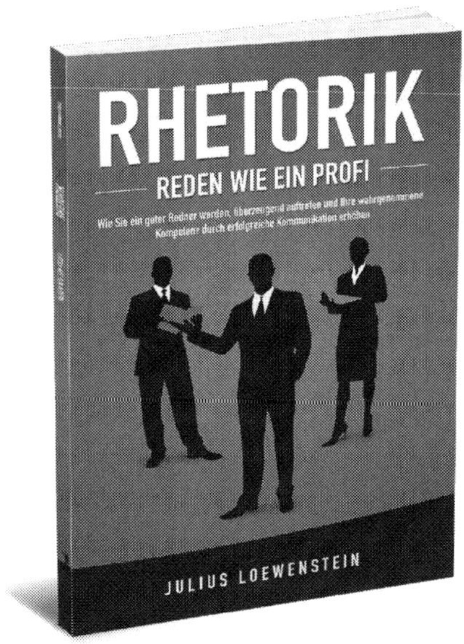

Das Rhetorik Buch zeigt Ihnen, wie Sie mithilfe einfacher Strategien Ihre Rede- und Überzeugungskünste spielerisch leicht verbessern.

Wer heutzutage erfolgreich sein will, muss die Kunst der Kommunikation beherrschen! Nur wer authentisch auftritt und klug argumentiert, kann seine Ziele erreichen - sei es im Beruf oder im Privatleben.

ISBN-13: 978-1728739243
Independently published by Julius Loewenstein

SMALLTALK - Freunde gewinnen:

Wie es Ihnen gelingt, Freunde zu finden, Ihre Beliebtheit zu steigern und Menschen zu beeinflussen

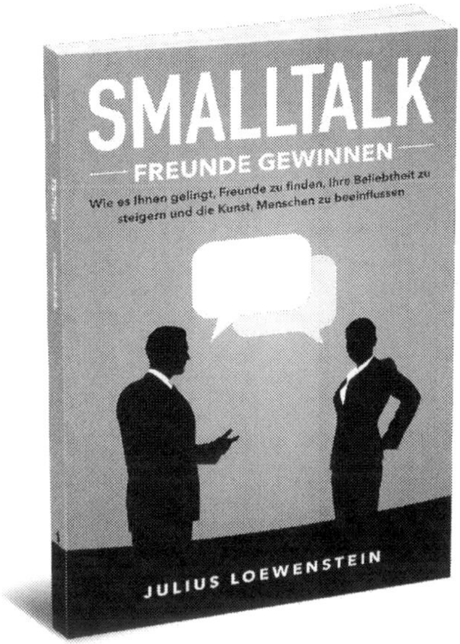

Im Smalltalk Buch lernen Sie, wie Sie Alltagsgespräche spielerisch meistern und Ihre Mitmenschen nachhaltig für sich beeinflussen.

Ob es sich um ein geschäftliches Gespräch, eine lockere Unterhaltung mit Bekannten oder einen Flirt handelt - dieses Buch bietet Anfängern als auch Profis praktische und sofort anwendbare Tipps für reichhaltige Unterhaltungen.

ISBN-13: 978-1728739243
Independently published by Julius Loewenstein

SELBSTBEWUSSTSEIN - Selbstbewusst auftreten:

Wie Sie wirksam Durchsetzungsvermögen aufbauen, erfolgreich Menschen von sich überzeugen und eine starke Persönlichkeit entwickeln.

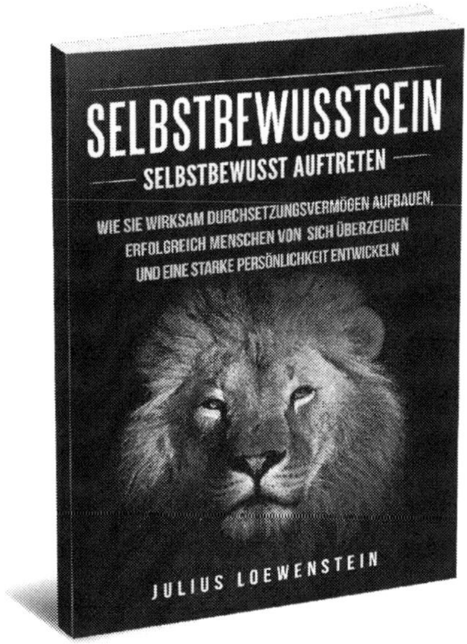

Sofort mehr Selbstbewusstsein! Mit diesem Ratgeber lernen Sie selbstbewusstes Auftreten anhand bewährter Weisheiten.

Selbstbewusstes Auftreten ist wichtiger denn je zuvor. Julius Loewenstein zeigt Ihnen, wie Sie Ihr Selbstvertrauen systematisch aufbauen und wie Sie sofort ein sicheres Auftreten an den Tag legen, indem Sie sich nachhaltig eine energetische und positive Ausstrahlung aneignen.

ISBN-13: 978-1982990220
Independently published by Julius Loewenstein

GRATIS 7-Tage-Kurs „AUSSTRAHLUNG“

Testen Sie jetzt den einmaligen Kurs für eine unwiderstehliche **Ausstrahlung**. Einfach den Facebook-Code scannen und sofort loslegen! In dem GRATIS Kurs von Julius Loewenstein lernen Sie, wie Sie in 7 einfachen Schritten Ihre Anziehungskraft spielerisch leicht erhöhen - und nebenbei ein tiefes Selbstvertrauen aufbauen.

Mein exklusives Geschenk an Sie:
GRATIS 7-Tage-Chat-Kurs „AUSSTRAHLUNG“

Inhalte aus dem kostenlosen 7-Tage-Kurs von Julius Loewenstein:

- ★ Das Geheimnis charismatischer Menschen
- ★ Gedanken bewusst steuern - So geht’s
- ★ Die Macht der Worte und wie Sie diese für sich nutzen können
- ★ Die 4 Schlüssel für ein tiefes Selbstvertrauen

Dieses Angebot gilt nur für diejenigen, die bereits ein Julius Loewenstein Buch gekauft haben. Ich möchte meinen Lesern etwas zurückgeben und schenke Ihnen als Dankeschön diesen Kurs - das vollkommen kostenlos.

Scannen Sie einfach den Facebook-Code auf der nächsten Seite und Sie erhalten sofort eine Chat-Nachricht, die Sie zum Kurs führt. Ohne Anmeldung, unverbindlich und absolut kostenlos! Sie erhalten die Tipps jeden Tag per Chat-Nachricht auf Ihren Facebook Messenger - und das volle sieben Tage lang! Einfach den Code scannen und sofort loslegen. Sie können sich auch eintragen auf: **bit.ly/7-Tage-Kurs**

Jetzt den GRATIS 7-Tage-Chat-Kurs testen und das Geheimnis charismatischer Menschen erfahren. Werden auch Sie zu einer anziehenden Persönlichkeit mit einer selbstbewussten Ausstrahlung!

Schritt-für-Schritt-Anleitung: Facebook-Chat-Kurs

1) Öffnen Sie die Facebook Messenger App auf Ihrem Smartphone.
2) Tippen Sie oben rechts in der Ecke auf das kleine Symbol mit dem „+“ und der Person drauf.
3) Tippen Sie oben links auf **Code scannen**.
4) Scannen Sie den blau-weißen Code auf der vorherigen Seite.
5) Es öffnet sich die **Julius Loewenstein** Seite. Klicken Sie unten auf den blauen Button mit **Los geht’s**.
6) Jetzt erhalten Sie die erste Nachricht mit einigen Hinweisen zum Datenschutz. Unten auf den Button mit **Weiter...** tippen.
7) Sie erhalten die nächste Nachricht. Tippen Sie unten erneut auf den Button **Los geht’s** und schon bekommen Sie die erste Lektion!

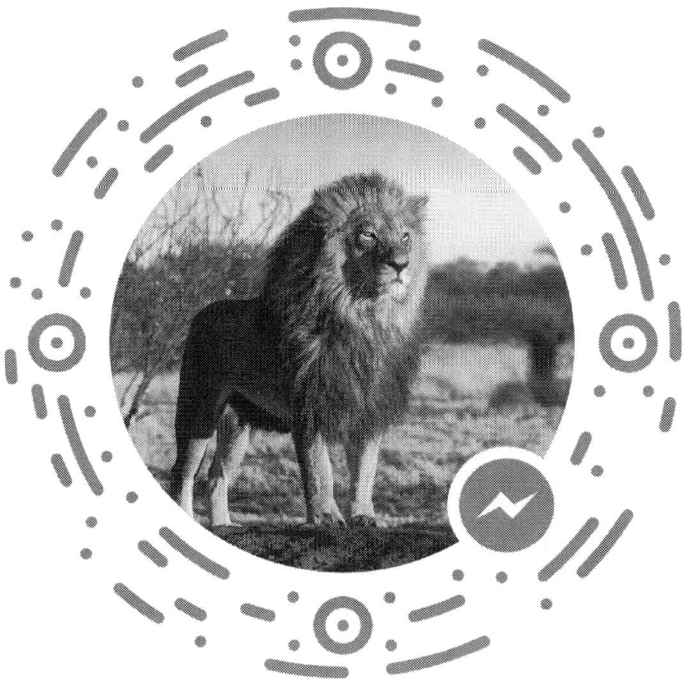

Sollten Sie die Messenger App nicht auf Ihrem Smartphone installiert haben, können Sie auch einfach den folgenden Link in Ihren Browser eingeben, um den Kurs zu öffnen.

Link: **http://bit.ly/7-Tage-Kurs**

Rechtliches

Impressum
Julius Loewenstein wird vertreten durch:

Jan Sergienko - Buchvertrieb
Fichtenweg 17
72076 Tübingen

Coverbild: Kudryashka / Shutterstock
Bildnachweis Facebook-Code: Andrew Paul Deer/ Shutterstock

www.julius-loewenstein.de

Haftung für externe Links

Das Buch enthält Links zu externen Webseiten Dritter, auf deren Inhalt der Autor keinen Einfluss hat. Deshalb kann für die Inhalte externer Inhalte keine Gewähr übernommen werden. Für die Inhalte der verlinkten Webseiten ist der jeweilige Anbieter oder Betreiber der Webseite verantwortlich. Die verlinkten Seiten wurden zum Zeitpunkt der Verlinkung auf mögliche Rechtsverstöße überprüft. Rechtswidrige Inhalte waren zum Zeitpunkt der Verlinkung nicht erkennbar. Eine permanente inhaltliche Kontrolle der verlinkten Webseiten ist jedoch ohne konkrete Anhaltspunkte einer Rechtsverletzung nicht zumutbar. Bei Bekanntwerden von Rechtsverletzungen werden derartige Links umgehend entfernt.

35668469R00094

Printed in Poland
by Amazon Fulfillment
Poland Sp. z o.o., Wrocław